조선시대 사대부의 건강요법

-《活人心方》을 중심으로-

廣 岩 編

圖書出版 修書院

이 도서의 국립중앙도서관 출판시 도서목록(CIP)은 서지정보유통지원시스템 홈페이지(http://seoji.nl.go.kr)와 국가자료공동목록시스템(http://www.nl.go.kr/kolisnet)에서 이용하실 수 있습니다(CIP제어번호 : CIP2015012360).

序 言

조선시대 사대부들이 의학 공부에 많은 관심을 가졌던 것은 부모를 건강하게 모시고, 가족의 건강을 돌보며 나아가 자신의 건강을 유지하기 위해서였다. 따라서 선비들이 가장 중요시한 덕목은 충忠과 효孝였다. 선비들은 그 중에서도 특히 효를 실천하기 위하여 스스로 의학을 공부하였다. 그러나 이들이 공부한 의학은 약을 처방하고 침구를 직접 시술하는 기술로서의 의학이 아니라, 학문으로서의 의학이었다. 따라서 조선에는 부모와 임금의 질병 치료에 의원과 함께 참여하고, 또한 의서를 편찬하는데 직접 참여한 유의儒醫들이 많이 있었다.

이들이 추구했던 건강법은 도교적 실천수행법이나 목욕·수면 등 일상생활을 통한 생활의 지혜, 또는 음식이나 단약丹藥을 이용한 양생법養生法 등이었다. 이황李滉의 《活人心方》도 그러한 유의적儒醫的 발상의 소산이라 하겠다. 그리고 본서에서 언급하고자 하는 사대부들의 양생관養生觀이나 그들이 저술한 양생서養生書도 모두 다

그러한 목적으로 저술된 것이다. 본서에서는 이러한 사대부의 양생관과 이들의 양생서를 통해 조선시대 사대부들의 건강요법을 살펴보고자 한다.

차 례

1. 士大夫의 養生觀

양생養生이란 병에 걸리지 않도록 몸을 건강하게 유지하여 오래 살기를 꾀하는 것을 말한다. 이러한 양생법 또는 양생학이 조선시대에 성행하게 된 것은 주자학의 영향 때문이었다. 한국인은 옛날부터 효孝를 인간이 실천해야 할 가장 중요한 덕목으로 생각했기 때문에 사대부는 경사經史 이외에 의학도 공부하여 부모나 임금의 질병 치료에 의관과 함께 처방하는 경우도 많았다. 따라서 많은 유의를 배출하였고, 선초의 《醫方類聚》나 《鄕藥集成方》 등 의서의 편찬에도 참여할 수 있었던 것이다[1].

이와 같이 몸을 건강하게 유지하기 위해서는 영양가 있는 음식을 골고루 섭취하고, 때때로 보약을 복용하는 것도 좋은 방법이기는 하지만, 적당한 운동도 빼놓을 수 없는 건강 유지법인 것이다. 그러나 체면을 존중하

1) 孫弘烈 : 朝鮮中期 醫術과 醫藥의 發達, 《國史館論叢》 56, p. 224 및 申舜植 : 《醫方類聚》의 편찬인물, 《醫史學》 8권 2호, 1999, pp. 187～205 참조.

던 선비들이 요즈음 젊은이들처럼 점잖지 못하게 달리기 등의 운동은 할 수 없었을 것이다. 따라서 그들이 선택할 수 있었던 운동은 극히 제한적일 수 밖에 없었는데, 그 중의 하나가 도교적 기공양생법氣功養生法이 아니었나 생각된다. 도교의 불로장생사상은 한국인의 양생법에 많은 영향을 주었던 것이 사실이다. 그것은 도교가 본래 불로장생을 목적으로 한 신선술神仙術이었기 때문에 벽곡辟穀·도인導引·안마按摩·조기調氣·복식服食·양정養精·방중비술房中秘術 등의 도가 방술方術이 보양保養의 방법으로서 양생에 많이 실용되어 왔기 때문이다[2].

중국에서는 기공氣功을 통한 양생법이 고대부터 발달하여 왔다. 이것을 의료양생醫療養生의 입장에서 보면, 기공이라는 것은 인류가 생리학적인 특정한 단련방법을 사용하여 자기의 생리적 잠재력을 발동하고 성장시켜 자신의 조건에서 자기 자신이 건강과 장수를 추구하는 자양기생自養其生의 과학이라 말하고 있다. 그리고 기공은 단련하는 자가 주관적 능동성을 발휘하는 것에 의해 특정의 방법이라 할 수 있는 자세·호흡 등과 운동·정좌靜坐 등의 훈련법을 통하여 자신의 육체와 정신을 단련함으로써 생리적 잠재력을 이끌어 내어서 인체

---

2) 孫弘烈 : 《韓國中世醫療制度硏究》, 修書院, 1988, p. 158 참조.

의 진기眞氣를 기르고, 이것에 의하여 질병을 예방·치료하고, 건강을 유지하여 신체를 튼튼히 하며 노화를 방지하고, 수명을 연장하는 의료보건운동이라는 것이다[3].

이러한 단련법 중에서 벽곡의 경우 이는 생식을 하면서 오곡을 먹지 않는 것이고, 방중술은 성생활을 조절해야 하는 것이기 때문에 누구나 쉽게 할 수 없는 것이었지만, 도인과 같은 체조나 조기와 같은 호흡법은 일정한 훈련을 통하여 누구나 할 수 있는 단련법이었기 때문에 이러한 도교적 수련법이 들어온 뒤에 선비들은 특히 도인과 조기 등을 선호하였을 것으로 생각된다. 이러한 호흡법에 대하여는 정조도 관심을 가지고 있었는데 이를 보면,

> 사람이 기氣속에 있음은 물고기가 물속에 있는 것과 같으니, 모름지기 옛사람의 교훈을 살펴보아 거듭 연마해야 한다. 바야흐로 호흡법을 위주로 배워서 해야 한다. 마음을 고요하게 함은 뱃속에 달려 있으니 정자程子 문하에서는 이로써 사람을 가르쳤으며, 또 사람들에게 정좌靜坐를 가르친 것도 이것이다. 호흡법은 반드시 먼저 정좌에 공력工力을 쏟아야 한다. 정좌하면 마음이 깨

3) 焦國瑞 著·奈良行博 譯: 氣功養生學と陰陽學說, 《中國古代養生思想の總合的硏究》, 平河出版社, 1988, pp. 64~65 參照.

> 끗해지고 마음이 깨끗하면 정신이 즐겁다. 정신이 즐거우면 호흡이 자연히 안온安穩하게 된다. 들이마실 때에는 기氣가 위로부터 아래로, 내뱉을 때에는 기氣가 아래로부터 위로 순환하여 오르락 내리락하면서 조금도 그침이 없다면 사람이 진실로 병이 없게 되고 공력은 순수한 데로 이르게 된다. 그러나 힘을 씀이 너무 지나치면 도리어 심기心氣를 소모하게 된다. 그러므로 주경主敬의 공력은 다만 "고르게(편안하게) 있게 해야 하며 간략하게 이끌어 인도해야 한다."라고 하였던 것이다[4].

라고 함으로써 정좌와 호흡의 중요성을 강조하고 있다.

조선의 선비들은 이렇게 다양한 방법으로 건강을 위해 노력하였으며, 또 이러한 노력의 일환으로 부모와 가족을 위하여 스스로 의학을 공부하였던 것이다. 그러나 그들은 고집스러운 성리학자들이었기 때문에 의학의 중요성을 인식하여 이에 대한 공부는 하였지만, "의술醫術"은 배우지 않았고, 더구나 사대부가 의를 전업으

4) 正祖:《弘齋全書》 卷174, 日得錄, 訓語(정옥자:《정조의 수상록 일득록 연구》, 서울, 일지사, 2000, pp. 247~248) 115, 호흡법(調息箴)에 "人在氣中 如魚在水中 須看古鏡重磨 方調息箴爲學而主 靜心在腔子裏 如程門敎人之 且教人靜坐是也 調息之法 必先用工於靜坐 靜坐則澄心 澄心則怡神 怡神則呼吸自然安穩 呼時氣自上而下 吸時氣自下而上 循環升降 無少作輟 則人固無病 工到純亦然 而用力太過 則反費心氣也 故主敬之工 亦惟曰 '平平存在 畧畧提撕'"라 하였음.

로 하는 경우는 극히 드물었던 것이다.

의학의 중요성은 사대부뿐만 아니라 임금들도 이를 매우 중시하여 전술한 바와 같이 조선시대에는 많은 의서가 편찬되었으며, 세조와 같이 임금 자신이 의학에 관계되는 저술을 남기기도 하였다[5]. 또 성종은 의학을 모르는 학자는 왕자의 사부로 삼지 않는 등[6] 사대부의 세계에서는 의학에 대한 지식은 필수적인 것이었다고 하겠다.

따라서 훌륭한 의원은 현명한 재상宰相에 비유되었고[7], 허준도 치국治國과 치병治病을 같은 것이라 하면서

> 나라를 다스리고 사람을 치료하는 것은 실로 같은 것이다. 사람의 맥은 경락經絡이고 나라의 맥은 기강紀綱인데, 기강이 서지 않으면 옳고 그름이 뒤섞이고 예법이 점

---

5) 世祖는 9년(1463) 12월 친히 〈醫藥論〉을 저술하여 韓繼禧·盧思愼 등 대신에게 보인 다음 醫官 任元濬으로 하여금 註解를 내어서 印頒하게 한 것도 모두 의학을 勸勵하기 위한 것이었다. 世祖는 이 〈醫藥論〉에서 對證治病에 있어 用藥의 일반적인 이론을 제시하면서 8종의 醫에 대하여 말하고 있다. 이 8종의 醫란 心醫·食醫·藥醫·昏醫·狂醫·妄醫·詐醫·殺醫를 말하는 것이다(《世祖實錄》 卷31, 9年 12月 辛亥條).

6) 《成宗實錄》 卷225, 20年 2月 壬寅條에 "傳于承政院曰 曹伸·李引錫以王子君師傅 未專醫術 宜卽改之"라 하였음.

7) 《鶴峰集》 卷2, 〈與醫官孫文恕〉條에 "上以保玉體 下以濟顚連 平生所全活 不知幾萬千…(中略)…聞濟人術 莫如醫道焉 賢相與賢醫 厥功與之肩"이라 하였음.

> 차 쇠락衰落해져서 사직社稷이 위태롭게 되어 나라가 망하게 되고, 경락이 통하지 않으면 표리表裏가 막히고 음양陰陽이 어지럽게 섞여 목숨을 잃게 되는 것이다[8].

라고 역설한 바 있다. 그는 맥을 국가의 기강에 비유하여 기강이 무너지면 나라가 망하듯이 맥이 통하지 않으면 목숨을 잃게 된다고 하면서 진맥의 중요성을 강조하고 있는데, 이는 진맥이 첫 번째의 의료행위일 뿐만 아니라 그것이 질병 치료의 가장 중요한 행위이기 때문이었다. 나라의 기강이 바로 서야 사직이 오래 가듯이, 인간도 신체가 건강해야 수명이 길어진다는 이 평범한 진리에 따라 사대부들은 건강을 유지하기 위해 노력하였다.

사대부의 양생은 건강할 때 건강한 육체를 유지하기 위하여 음식을 적당히 섭취하고, 도인과 같은 운동을 통해 신체를 단련함으로써 질병을 예방하고자 했던 것이다. 이와 함께 그들이 중요시 했던 것은 정기精氣를 기르는 것, 즉 양기養氣였다. 그들은 몸 안의 정기가 과도하게 소모되거나 다른 사태가 발생하여 기氣의 균형

---

8) 許浚:《纂圖方論脈訣集成》 跋文 중에 "(前略)…醫國醫人 其理實同 人之脈者 經絡是也 國之脈者 紀綱是也 紀綱不立 卽邪正渾殽 禮法陵夷 而社稷及於危亡 經絡不通 卽表裏壅遏 陰陽汨亂 而性命幾乎絶滅矣"라 하였음.

이 유지되지 않으면, 외기外氣 또는 역기疫氣가 침입하여 신체나 정신의 안정이 깨지게 된다고 생각하였다.

기氣보다 이理를 더 중요시 하면서 양기養氣를 강조하였던 이황은 노장老莊에 빠지면 양기에만 치우치게 되고, 결국 인간은 그 본성을 해치게 된다고 주장하였다. 특히 기를 기르는 데만 치우친 자들이 그것을 기르기 위한 방법으로 하고 있는 몸을 끌어당기고 비트는 등의 안마법이나 도인과 같은 것은 그 과도한 운동 때문에 오히려 몸에 해가 된다고 말하고 있다[9]. 이로 보아 이황에게 있어서 양생은 이理에 충실한 마음의 수양修養과 거경居敬의 자세 만으로도 충분한 것이었다. 그러나 이황도 과도한 양기법은 경계하였지만, 정좌하고 호흡을 가다듬는다거나 간단한 동작의 도인법은 용납하였다[10].

이이李珥의 경우 기氣는 진원지기眞元之氣와 호연지기浩然之氣의 두 가지가 있다고 하면서, 진원眞元과 호연浩然

---

9) 李滉:《退溪集》 卷21, 〈與朴澤之〉에 "人之一身 理氣兼備 理貴氣賤 然理無爲而氣有欲 故主於踐理者 養氣在其中 聖賢是也 偏於養氣者 必至於賊性 老莊是也…(中略)…而所謂按摩法者 或挽或捩或築或排或拗或掣之勢 此導引諸法 用力尤勞 恐魏伯陽所譏百脈沸馳之害 正謂此事 而所謂此事 而所謂御婦人法 亦道家之所痛詆者 無乃可去之乎"라 하였음.

10) 金澔:《東醫寶鑑》 편찬의 역사적 배경과 醫學論, 서울大學校 大學院 博士學位論文, 2000, pp. 116~117 參照.

은 본래 둘이 아니다. 도의道義로 이것을 기르면 호연의 기가 되고 다만 혈기血氣만 보양保養하면 진원지기가 되는 것이다. 때문에 《輯要》의 양기장養氣章에서는 오로지 인의仁義의 마음을 잘 기르면 이것이 결국은 호연지기를 기르는 것이 됨을 논하였다. 대개 인의의 마음을 잘 기르면 바로 호연지기가 저절로 생기며 나아가 진원지기도 그 속에서 길러진다. 그러므로 인의의 마음을 잘 기르는 사람은 겸하여 진원지기를 기르는 것이 되지만 오로지 진원의 기氣 만을 기르는 사람은 인의의 마음을 잘 기른다고 할 수 없다[11)]고 하였다.

결국 이이는 기를 정신적 기[浩然之氣]와 육체적 기[眞元之氣]로 설정하고, 인의仁義의 마음을 잘 길러 호연지기를 기르게 되면 진원지기도 겸하여 길러지는 것이라 하였다.

이로 보아 조선시대의 유학자들이 추구하던 양기는 호연지기浩然之氣였던 것이다. 이렇게 그들이 추구하던 것이 호연지기였다 하더라도, 병약한 몸으로는 정신적 기를 추구할 수 없었기 때문에 건강한 신체를 유지하는 것도 중요한 과제였던 것이다. 이이는 《聖學輯要》에서

11) 이진수 :《한국양생사상연구》, 서울, 한양대학교 출판부, 1999, p. 223 참조.

역易에 "언어를 조심하고 음식을 절제하라."하였습니다. 정자는 말하기를 "말을 조심하여 그 덕을 기르고, 음식을 절제하여 그 몸을 기른다. 일이 지극히 가까이 있으면서 그 관계된 바가 지극히 큰 것으로는 말과 음식만한 것이 없다." 또 말하기를 "진원의 기는 외기와 서로 섞이는 것이 아니요, 다만 외기로서 함양涵養할 따름이다. 이는 마치 물고기가 물속에 있는데 물고기의 생명이 곧 물이 아니라, 다만 물로서 함양하여야 고기가 살 수 있는 것과 같다. 사람이 천지의 기 가운데 있는 것이 고기가 물속에 있는 것과 다를 것이 없으니, 음식의 보양保養도 모두 이 외기로서 함양하는 도리이다."하였습니다.

또 말하기를 "동식動息·절의節宣(철을 따라 몸을 조심하는 것)는 양생하는 것이요, 음식·의복은 양형養形하는 것이며, 위의威儀·행의行義는 양덕養德하는 것이요, 나를 미루어 다른 물物에 미치는 것은 사람을 기르는 것이다."하였습니다. 형서邢恕는 말하기를 "우리는 항상 정력을 아끼고 길러야만 된다. 정력이 조금만 부족하여도 권태로워 져서 일에 임하여 억지로 하게 되고 정성스러운 뜻이 없어진다. (이러한 예는)손님을 접대하고 말을 하는 데에서도 가히 볼 수 있는데, 하물며 큰일에 임하여서 이겠는가."하였습니다[12].

12) 李珥:《聖學輯要》三, 修己 第二 中, 養氣章 第七의 愼言語 節飮食條에 "程子曰 愼言語 以養其德 節飮食 以養其體 事之至近 而所繫至大者 莫過於言語飮食也 ○又曰 眞元之氣 不與外氣相雜 但以外氣涵養而已 若魚在水 魚之性命 非是水爲之 但必以水涵養 魚乃得生爾 人居天地氣中 與魚在水無異 至於飮食之養 皆是

이이는 이렇게 음식·동식動息·절의節宣 등을 양생의 중요한 조건으로 생각하였는데, 그것은 선비들이 추구하던 호연지기浩然之氣를 기르기 위해서는 음식이나 운동을 통한 양생이 어느 정도는 뒷받침이 되어야 한다고 생각했기 때문이다.

《西厓集》에 보면, 유성룡柳成龍은 자신은 기를 박薄하게 타고나 병이 잘 났을뿐만 아니라, 더위나 추위를 이기기 힘들었기 때문에 건강을 유지하기 위해서는 양생의 방법으로 음식을 조절하여 오장을 화평和平하게 하고, 또 색욕을 탐하지 않음으로써 진기를 길러야 한다고 생각하였다[13]. 그는 이렇게 건강한 신체를 유지하기 위해서는 음식 등을 통하여 진원의 기를 길러야 한다고 하였지만, 그도 역시 유학자였기 때문에 결국은 양생의 가장 중요한 방법으로 맹자의 호연지기를 기르

外氣涵養之道 ○又曰 動息節宣 以養生也 飮食衣服 以養形也 威儀行義 以養德也 推己及物 以養人也 ○邢恕曰 吾曹 常須愛養精力 精力稍不足卽倦 所臨事皆勉强 而無誠意 接賓客語言 尙可見況臨大事乎"라 하였음.

13) 柳成龍:《西厓集》 別集 卷4, 〈養生戒〉에 "(前略)…余受氣甚薄而疾病夙纏 賦質至弱而寒暑易毒 苟不保養之至 調護之深 節飮食而和平其五臟 寡嗜慾而培植其眞氣 則爲患 必有所不測者 昔惠君問庖丁而得養生之術 蘇氏見吳子而達和安之妙 吾非有慕於此 只欲養心以養生而已 孟子曰 良心莫善於寡欲 嗚呼盡之矣"라 하였음.

는 양심養心을 강조하였던 것이다[14].

이황의 제자인 정구鄭逑도 수양修養의 기본 과제인 존양存養이 방법으로서,

> 오직 항상 이 마음을 도의 속에 간직하고 곧게 길러서 해치지 않으면 본심이 호연浩然한데 합하여 발동함이 모두 쇄락灑落하게 되니, 곧 거의 자신을 보존[自保]할 수 있을 것이다[15].

라고 하여, 자신을 보존하기 위하여 맹자의 호연지기를 기르는 것같이 해야 한다고 주장하고 있다. 이로 보아 정구 역시 자신을 보존하기 위한 존양存養의 방법을 결국 호연지기를 기르는 양심에서 찾고자 하였던 것으로 여겨진다.

권상일權相一은 30세 때 매일 할 일을 책에다 적어 두었는데, 그가 매일 한 일을 보면,

> 날마다 동이 트기 전에 일어나 〈夙興夜寐箴〉과 〈敬齋箴〉을 외우고서, 새벽이 되면 세수하고 머리 빗고 의복을 단정히 하고 앉아 책을 읽으려 할 때는 바르게 음독音讀할 것이며, 글자마다 분명히 하고 반복하여 뜻을 음미하여 투명하게 통하고 무르익게 할 것이다. 또한 종일

---

14) 金澔 : 앞의 논문, p. 121 참조.
15) 琴章泰 : 寒岡 鄭逑의 사상, 《退溪學派의 사상》Ⅰ, 集文堂, 1996, pp. 135~136 참조.

> 송독誦讀할 수 없으니, 때로 눈을 감고 정신을 거두어 본원本原을 기르며, 때로 산보를 하고 노닐어 정신을 화창和暢하게 펼치고, 다만 구용九容·구사九思의 조목을 자세히 점검點檢할 것이다. 밤에는 독서를 하려고 할 때, 혹은 송영誦詠하고, 혹은 고요히 생각하며 밤이 깊으면 자리에 든다. 이러한 공부는 하루도 중단되면 안 된다[16].

고 하였는데, 권상일은 이렇게 정신을 안으로 수렴하여 본원本原의 성품을 기르는[養性] 정적靜的 공부와 노닐어 정신을 화창하게 밖으로 펼쳐서 호연지기를 기르는 동적動的 공부를 병행시키고 있는 것을 알 수 있다[17]. 결국 유학자들에게 있어서 호연지기는 그들이 추구하는 학문을 완성하는데 필요한 정신적 힘이었다고 하겠다.

그러면 조선시대의 주자학자들은 모두 마음의 기氣라 할 수 있는 호연지기浩然之氣 만을 중요시 하였는가. 그들도 정신적 힘[浩然之氣]을 기르기 위해서는 튼튼한 신체를 유지해야 한다는 생각을 가지고 있었던 것이다. 그러므로 이황이나 이이는 물론 다른 주자학자들도 신체를 단련하기 위해서 말을 타고 달리거나, 등산과 궁술 등의 신체운동을 실시하였던 것이다[18]. 또 부도덕한

---

16) 《淸臺先生年譜》 卷1, 30歲條 참조.
17) 琴章泰 : 淸臺 權相一의 生涯와 사상, 앞의 책, p. 289 참조.
18) 李進洙 : 朝鮮朝 朱子學派의 保健體育思想成立에 關한 一考察,

행위나 여색 또는 맛있는 음식 등도 인체에 해가 되는 것이라 생각하였다. 이에 대하여 이이는

인의仁義의 마음은 사람마다 같이 받았으나, 자품資稟이 트인 것[開]과 가리운 것[蔽]이 있으며, 진원의 기는 사람마다 같이 가지고 있으나 혈기에 허와 실이 있다. 인의의 마음을 잘 기르면 가린 것이 열릴 수 있어 그 천부天賦의 본심을 온전히 할 수 있게 되고, 진원의 기를 잘 기르면 가린 것이 열릴 수 있어 그 천부의 본심을 온전히 할 수 있게 되고, 진원의 기를 잘 기르면 허가 실이 될 수 있어 그 하늘로부터 받은 명을 보존할 수 있게 된다. …(中略)…

양심良心을 해치는 것은 귀·눈·입·코와 사지四肢의 욕망이고 진기를 해치는 것도 또한 이 욕망 아닌 것이 없다. 대개 귀와 눈이 성색聲色을 좋아하는 것은 진실로 마음에 해로운 것이지만 음란한 소리와 아름다운 색은 뼈와 살을 결단내는 도끼와 톱이요, 입과 몸으로 즐기고 좋아하는 것은 진실로 마음에 해로운 것이지만, 입을 상쾌하게 하는 맛은 반드시 오장을 상하게 하고, 한가하고 안일한 것은 근육과 맥을 해이하게 하여 드디어 행동과 휴식을 올바른 도리에서 어긋나게 한다.

희喜·노怒는 그 중용中庸의 도리를 잃어버려 마음은 날로 방자放恣해지고, 기氣는 날로 방탕하게 되어 마침내는

《스포오츠科學硏究論文集》, 東亞大學校 附設 스포오츠科學硏究所, 1983, pp. 43~44 참조.

> 일기一氣의 관통貫通이 끊어지고 백해百骸의 유대가 풀어지게 되는 것이니 장차 어떻게 입명立命하여 세상에 길이 살아갈 수 있겠는가? 그렇다면 마음을 기르는 것과 기氣를 기르는 것은 실로 한 가지 일이므로 양심良心이 날로 생장하면서 상하고 해되는 것이 없어 마침내 가려진 것을 모조리 다 없애버리게 되면 호연浩然의 기氣가 성대하게 흐르고 통하여 장차 천지와 함께 동체가 될 것이다. 죽고 사는 것과 길고 짧은 것은 비록 정해진 수가 있다 하더라도 나에게 있는 도리는 다한 것이니 어찌 스스로 만족하지 않겠는가[19].

라고 말함으로써, 이이는 진원의 기를 잘 기르면 허가 실이 될 수 있어 하늘로부터 받은 명을 보전할 수 있다고 하였으며, 또 귀·눈·입·코와 사지의 욕망을 억제해야 장수할 수 있다고 하였다. 그는 양심養心과 양기養氣는 결국 한 가지 일이기 때문에 양심이 날로 생장하면

---

19) 李珥:《栗谷全書》 卷21, 〈聖學輯要〉 3 養氣章 第七, 右兼言養血氣條에 "臣按 仁義之心 人所同受 而資稟有開蔽 眞元之氣 人所同有 而血氣有虛實 善養仁義之心 則蔽可開 而全其天矣 善養眞元之氣 則虛可實 而保其命矣…(中略)…害良心者 耳目口鼻四肢之欲 而害眞氣者 亦不出是欲焉 蓋耳目之好聲色 固害於心 而淫聲美色 爲敗骨之斧鉅 口體之有嗜好 固害於心 而快口之味 必傷五臟 宴安之便 能害筋脈 遂使動息乖方 喜怒失中 心日益放 氣日益蕩 終至於一氣絶貫 百骸解紐矣 將何以立命 而長世乎 然則養心養氣 實是一事 良心日長 而無所戕害 終至於盡去其蔽 則浩然之氣 盛大流行 將與天地 同其體矣 死生脩夭 雖有定數 在我之道 則有以盡之矣 豈不自慊乎"라 하였음.

서 해치는 것이 모두 제거되면 호연지기가 성대하게 흐르게 되어 천지와 함께 동체가 될 수 있다고 하였다. 이렇게 많은 성리학자들은 희·노와 기嗜·욕慾을 삼가고 여색을 금함으로써 정신과 육체를 건강하게 유지하는 것을 양생의 근본 원칙으로 믿고 행하고자 하였다.

이들 외에 김시습金時習이나 허균許筠도 그러한 생각을 가지고 있었다. 김시습은 유학자였지만 세조의 찬탈로 세상을 등졌던 생육신의 한 사람으로서 유교는 물론 불교와 도교에도 일가견을 가지고 있던 학자였다. 그는 진원지기를 수양하는 것이 양생의 가장 중요한 요건이라 주장하면서도[20], 의리실천을 통한 호연지기의 배양[養氣]을 바람직한 대안으로 제시하고 있다[21].

또 조선 중기의 학자 허균이 강릉에 사는 113세의 한 노인이 40에 상처하고 자식의 봉양을 받으면서 살고 있다는 말을 듣고,

> 내 영감님의 말을 듣고 양생하는 술수術數를 얻었노라. 신선이 되는 사람은 반드시 정精과 기氣와 신神, 이 세 가지를 보保하는 것이다. 장가를 들지 않은 것은 보정保精

20) 許筠 : 《閑情錄》 卷15, 〈攝〉 參照.
21) 김낙필 : 《조선시대의 내단사상》, 서울, 한길사, 2000, pp. 90~91 참조.

> 한 것이요, 음식을 가려서 배불리 먹지 않은 것은 보기保氣한 것이요, 성내거나 애써 영위營爲를 않는 것은 보신保身한 것이다. 이 세 가지를 굳게 하였으니 당연히 많은 수를 누리게 된 것이다. 하물며 자기의 타고난 그대로를 꾸밈이 없게 하고, 다만 배고프면 먹고 피곤하면 잠자는 것이 이의 안정하는 첫째 관건이 된다[22].

고 함으로써, 그도 정精·기氣·신神을 보保하는 것이 양생의 요체要諦라 하였다.

노수신盧守愼도 호연지기를 기르는 것이 중요하다고 하였지만, 그에 못지않게 진원지기의 함양도 중요하다고 보았다. 그는 신神·기氣·정精을 말하는 중에 특히 정精은 정액精液의 개념을 갖는 것으로 보고, 함부로 정精을 사용하지 않는 보신補腎을 대단히 중요시 하였던 것이다. 그리고 구체적인 생활의 양생법으로 의·식·주에 대하여 언급하였는데, 그 중에서도 음식을 제일 중요시 하였다. 즉 음식은 절도있게 먹고 과식이나 과음을 금해야 하며, 급하게 먹어도 안 되며 저녁 늦게 음식이나 술을 먹으면 안 된다고 하였다.

---

22) 許筠:《惺所覆瓿藁》 卷12 說의 〈任老人養生說〉에 "(前略)吾聞叟之言 而得養生之術也 焉爲仙者 必保精與氣與神也 三不娶保精也 擇食不胞保氣也 不嗔怒營爲保神也 三者旣固 宜其壽之多也 況不動吾眞 而只飢湌 倦睡乃靜 定第一關(後略)"이라 하였음.

또 기름진 음식은 백병의 원인이 된다고 보았으며, 날 것·찬 음식·탄 음식·끈적거리는 음식 등과 너무 짜거나 쓰거나 달거나 신 음식은 피해야 한다고 하였는데, 특히 지나친 음주는 건강에 해가 된다고 하였다. 또 의복은 계절에 맞추어 입어야 하고, 가옥은 통풍과 명암의 조화와 정결이 중요하다고 하였다. 이 밖에도 그는 너무 오랜 동안 앉아 있거나 누워 있으면 육기肉氣가 상하므로 조심해야 하며, 빗질이 건강에 가장 좋은 방법인데, 특히 소식小食을 하며 빗질을 자주 하면 심心과 목目에 모두 유익하며, 음식을 먹은 후에 목욕을 하도록 권장하고 있다[23].

노수신이 이렇게 호연지기 다음에 진원지기를 기르는 것이 중요하다고 한 데에 비하여, 허준은 그의 저서 《東醫寶鑑》의 서문에서

> 사람의 질병은 모두 조섭調攝을 잘 하지 않는 데서 발생하는 것이니, 수양修養이 먼저이고 약석藥石은 다음 가는 것이다. 여러 방서의 넓고 번거로운 내용 가운데에서 그 요점만 택하여 만들었는데 이는 깊은 시골에서 의약이 없어 요절하는 자가 많기 때문이다[24].

23) 金澔 : 앞의 논문, pp. 123~128 참조.

24) 許浚 : 《東醫寶鑑》 序文에 "(前略)人之疾病 皆生於不善調攝 修養爲先 藥石次之 諸方浩繁 務擇其要 窮村僻巷 無醫藥 而夭折者多

라고 하면서 질병을 예방하기 위해서는 수양이 먼저라고 하였다. 여기서 그가 말하고자 한 수양은 필요하고도 적절한 음식의 섭취와 도인과 같은 운동을 통한 진원지기의 함양이었다고 보아야 한다. 이러한 관점의 차이는 그가 의원이었기 때문에 먼저 육체가 건강해야 이를 토대로 건전한 정신을 유지할 수 있다고 생각했던 데서 생긴 결과였다.

조선의 유학자로서 단학수련丹學修鍊을 통해 양생의 목적을 이룩하고자 했던 인물 중에 정렴鄭磏이 있다. 그는 김시습의 계통을 이은 조선 단학파丹學派의 한 사람이었다. 그의 사상의 특징을 보면 첫째, 유儒·불佛·도道의 삼교사상을 섭렵하는 입장에서 단학수련과 양생사상을 전개하고 있다는 것이며 둘째, 그는 의약에 밝았기 때문에 그의 단학수련에는 의학적 성격이 강하게 들어 있었으며 셋째, 그의 단학수련이 내단內丹 중에서도 특히 복기服氣에 두어지고 있었다는 것이다[25].

그는 대대로 단학인丹學人을 배출한 집안의 인물로서 《北窓先生詩集》, 《龍虎訣》, 《丹學指南》, 《鄭北窓方》 등

(後略)"이라 하였음.

25) 양은용 : 신출 《단학지남》과 북창 정렴의 양생사상, 《도교의 한국적 수용과 전이》, 한국도교사상연구회, 1994, pp. 396~400.

의 저서가 있으며, 적극적인 단학수련을 통해 양생의 목적을 달성하고자 하였던 인물이다. 그의 동생인 정작鄭碏도 도가에 심취되어 있던 단학인으로서, 허준과 함께 처음 《東醫寶鑑》을 편찬할 때 참여하였기 때문에 이 책의 내경편內景篇에 도가사상이 많이 반영되었던 것으로 보인다.

실학자인 서유구徐有榘도 양생은 정精·기氣·신神을 보양保養하는 것으로서, 1) 보정保精(精液을 보호하고 지나치게 소모해서는 안 된다), 2) 조기調氣(호흡을 통한 氣運動), 3) 색신嗇神(感情을 절제하는 것), 4) 양형養形(얼굴·모발·치아·신체의 마찰운동), 5) 절식節食(節度있는 식생활), 6) 율시律時(時節에 맞는 생활태도를 견지함) 등의 양생법을 제시하고 있다[26]. 그러나 그는 이러한 유학자적인 양생법과 함께 도교적 양생법이라 할 수 있는 도인이나 안마와 같은 직접적인 신체운동법의 필요성을 강조하고 있다. 그는 〈佗養志〉에서

> 도가에서는 도인을 주로 하고 약석은 말하지 않는데, (그것은)대개 약은 진위眞僞가 있고 약성은 고칠 수 있는 것과 그렇지 않은 것이 있어서, 병이 낫는다고 하여도 (藥)독은 남아 있어서 춥거나 더운 계절의 변화를 타거

26) 徐有榘:《林園十六志》卷53, 〈葆養志〉卷2, 精氣神條 및 同卷54, 〈葆養志〉卷3, 寄居飮食條.

> 나 또는 음식이 맞지 않아서 다른 병이 생겨 심지어는 죽는 자까지 생겨나고 있기 때문에, 선가仙家에서는 약석을 취하지 않고 도인을 중요시 하는 것이다. (그런데)도인은 병이 없을 때 하는 것이 상행上行이요, 병에 걸리기 전에 하는 것이 중행中行이며, 병이 걸린 뒤에 하는 것이 하행下行이다[27].

라고 하였다. 그는 이러한 도인과 같은 운동을 실시함으로써 병을 미연에 방지해야 한다고 하면서, 여러 가지 도인법을 소개하고 있는데 그 종류를 보면, ①鍾離八段錦導引法, ②華佗五禽戲法, ③彭祖穀仙臥引法, ④王子喬八神道引法, ⑤甯氏導引行氣法, ⑥二十四節導引法, ⑦去病延年六字法, ⑧簡妙修眞法, ⑨導引療病諸方 등 9종의 도인법을 기술하고 있다. 특히 마지막의 도인료병제방導引療病諸方은 시골에서 약과 의사를 구할 수 없는 농부들도 갑작스러운 질병으로 죽음을 면할 수 있는 치료법으로서 이는 병자와 농부에게는 자연의 성혜방聖惠方이라고 하면서 치풍비방治風痺方 등 33방方을 소개하고 있다[28].

---

27) 徐有榘 : 위의 책, 卷55, 〈葆養志〉 卷4, 修眞 導引 論藥石不如導引條에 "道家惟主導引 不言藥石 蓋藥有眞僞 性有反悟 疾縱去 而毒尚留 或乘寒暑之變 或因飮食之反 而生他疾 至於殺身者有之 故仙家不取藥石 而貴導引 導引之上行其無病 導引之中行其未病 導引之下行其已病"이라 하였음.

28) 徐有榘 : 위의 책, 卷55, 葆養志 卷4, 修眞 導引條 參照.

이러한 도인법에 대하여는 이진수李鎭洙가 고찰한 바 있어, 본서에서는 생략하기로 하겠다[29]. 이와 같이 서유구는 다른 유학자들과 같이 정精·기氣·신神의 보양保養이 중요하다고 여기면서도, 도인과 같은 직접적인 운동을 통해 체력을 증진시킴으로써 병에 걸리지 않고 장수할 수 있다고 주장하고 있다. 특히 그가 농부들과 가난한 백성들을 위해 34종의 〈도인료병제방〉을 기술한 것은 민중의 편에서 그들의 삶을 위해 노력했던 실학자다운 생각에서 비롯된 것이었다고 하겠다.

이상 살펴본 바와 같이 이이李珥를 비롯한 유학자들의 양생법은 호연지기를 기르는 데에 더 큰 비중을 두었다는 것을 알 수 있고, 허준과 같은 의원은 실질적인 체력 증진이라고 할 수 있는 진원지기를 기르는 것이 더 중요하다고 보았으며, 조선 후기의 실학자들은 정精·기氣·신神의 보양도 중요하지만 직접적인 체육활동을 통해 건강을 증진시킴으로써 무병장수하는 것을 양생의 요체로 생각하였던 것이다.

---

29) 華佗五禽戲法·王子喬八神導引法·二十四節導引法 등에 대하여는, 李鎭洙가 〈朝鮮養生思想의 成立에 關한 考察〉(其1) 《石堂論叢》 제9집, 1984, pp. 140~147에, 그리고 鍾離八段錦導引法·彭祖穀仙臥引法·寗氏導引行氣法·簡妙修眞法 등에 대하여는, 〈朝鮮養生思想의 成立에 관한 考察〉(其3)-《葆養志》를 中心으로- 《韓國道敎와 道家思想》, pp. 357~368에서 언급한 바 있다.

2. 養生醫書

인간은 누구나 불로·무병·장수하기를 원하는 것이 사실이다. 그러나 이러한 바람은 쉽게 이룩될 수 있는 것은 아니다. 그렇게 되기 위해서는 음식을 가려서 섭취하고, 도인이나 안마 등 적당한 운동을 게을리 하지 않아야 하며, 절도있는 음주와 여색을 탐하지 않는 등 지켜야 할 것이 너무나 많기 때문이다. 그리고 이러한 사항들이 규칙적으로 실천에 옮겨졌을 때 그것은 어느 정도 가능한 것이었을 것이다.

실제로 양생서를 편찬하였거나 양생론養生論을 피력한 학자들 중에서 김시습은 58세(1435~1493), 이황은 69세(1501~1570), 《蘇齋集》을 편찬한 노수신盧守愼은 75세(1515~1590), 이이李珥는 48세(1536~1584), 허준은 76세(1539~1615), 《二養編》의 저자인 조탁曺倬은 69세(1552~1621), 《壽養叢書類輯》을 편찬한 이창정李昌庭은 52세(1573~1625), 《林園十六志》를 편찬한 서유구徐有榘는 81세(1764~1845) 등으로 48세에 죽은 이이李珥와 52세로 죽은 이창정을 제외하고는 비교적 장수한 편이라고 할 수 있다. 따라서 이러한 양생서는 사대부들이 건강하게 삶을 영위하는 지침서로 어느 정도는 그 기능을 발휘했던 것으로 생각된다.

그러나 이들은 대부분이 사회적으로 신분이 높고, 또한 경제적으로도 여유가 있던 사대부들이었기 때문에 그들이 배운 대로 건강을 위해 노력할 수 있었을 것이지만, 일반 농민들의 경우 이러한 양생법에 대한 지식이 거의 없었고, 또 의원이나 약도 쉽게 구할 수 없어 요절하는 사람들이 많았던 것이다. 학자들이 일반의서 이외에 이러한 양생서를 별도로 편찬하거나 또는 의서에 포함시켜 양생법을 보급하려 했던 것도 이러한 이유에서였다고 하겠다. 그러면 조선시대에 편찬된 양생서 중의 일부와 《東醫寶鑑》 등 의서에 포함되어 있는 양생편을 간략하게 고찰해 보고자 한다.

1) 《鄕藥集成方》 補遺 〈神仙諸方〉

현존하는 조선 최초의 의서인 이 책은 당시까지의 향약 연구를 집대성한 것이다. 세종 13년 유효통兪孝通·노중례盧重禮·박윤덕朴允德 등이 왕명을 받아 편찬을 시작한지 2년이 지난 동 15년(1433) 총 85권으로 완성한 것이다. 이 〈神仙諸方〉은 권75 말미에 보유편補遺篇으로 부록되어 있는데, 여기에는 먹으면 병도 없이 늙지도 않고 오래 살 수 있는 처방이 들어있다. 여기에 기재되어 있는 처방은 聖惠方中山衛叔卿服雲母法·服黃精成地仙方·眞人餌黃精方·神仙服地黃延年不老·神仙服天門冬强筋髓駐顔容法·夏姬服杏仁法·神仙餌松實方·眞人餌茯苓法·神仙凝雪膏·神仙上品服槐子方 등 모두 71종이나 되는데, 이러한 처방은 매 방문마다 제조법과 복용법은 물론 그 효능까지 상세히 설명되어 있다[30].

이 〈神仙諸方〉은 《聖惠方》과 같은 의서는 물론 경서經書나 도교와 관련이 있다고 생각되는 고전을 참고로 하여 편찬한 것으로 보인다[31]. 따라서 이것은 도교적 불로장생의 비법이며, 당시의 조선에서도 이러한 도가의 장생법에 많은 관심이 있었던 것으로 생각된다. 당시만 하더라도 조선에는 고려의 전통을 이어 도교의 소격전昭格殿이 있었다. 여기에는 관원이 있어 국가적 행사를 주관하였기 때문에 식자들도 이러한 도교의 비방에 관심을 갖게 되었을 것이고, 따라서 이러한 도교적 장생법이 보유편이기는 하지만 의서의 한 항목으로 기재되

30) 《鄕藥集成方》 卷75, 附 補遺 神仙諸方條.
31) 위의 책, 補遺 〈神仙方序〉 參照.

었던 것이다.

이 보유편은 원래 별도로 편찬되었던 것을 인조 11년(1633) 훈련도감에서 중간할 때 이 《鄕藥集成方》의 권75 말미에 첨부하여 간행하였던 것으로 보인다[32]. 이러한 사실로 미루어 보아 이 〈神仙諸方〉은 조선 의서에 기재되어 있는 최초의 양생편이었다고 생각되지만, 이러한 방문이 실제로 얼마나 활용되었는가는 알 수 없다.

2) 《食療纂(撰)要》 全循義 撰

이 책은 세종 대의 명의 전순의가 편찬한 것으로서, 현재 전하지 않기 때문에 그 내용은 알 수 없으나, 의관으로서 음식물에 대한 의학적 해설을 한 양생서로 생각된다. 성종 18년(1487) 우찬성右贊成 손순효孫舜孝가 이 책을 임금에게 올렸는데, 이것은 그가 경상도 감사로 있을 때 상주에서 간행한 것이었다. 이 책을 본 성종은 "이 책은 보기에 편리하게 되어 있어서 내가 매우 가상하게 여긴다."고 한 것으로 보아[33], 양생서로 상당

32) 三木榮 : 《朝鮮醫書誌》, 日本, 大阪, 學術圖書刊行會, 1973, p. 37 參照.

33) 《成宗實錄》 卷202, 18年 4月 丙申條.

히 우수한 책이었을 것으로 생각된다. 그리고 이 책은 선조 초에 간행된 《攷事撮要》의 책판목록冊板目錄 중 양양판襄陽板과 상주판尙州板이 있는 것으로 보아 다른 지방에서도 간행되어 보급되었을 것이다.

3) 《頤生錄》 鄭惟仁 撰

이 책을 편찬한 정유인은 동래 사람으로 자는 덕로德老이다. 중종 38년(1543) 문과에 급제하였고, 뒤에 벼슬이 봉상시奉常寺 정正에까지 이르렀다. 그가 이 책을 편찬하게 된 것은 20세경에 중병을 얻어 문밖 출입도 하지 못하고 5~6년 간 누워 있었는데, 그 동안에 여러 의서를 공부하여 양생의술을 터득한 데다가 자신의 경험을 더하여 이 책을 편찬한 것이다[34].

그 내용을 보면, 頤生錄序·養心神條·養精元條·養脾胃條·朝宜·暮宜·晝宜·夜宜·天時忌避·四時調攝(正月戒~十二月戒)·視聽·談笑·津唾·起居·行立·坐臥·沐浴洗面·櫛髮·大小腑·衣着·敬神明·行陰騭·戒殺物·嚴動作·湧泉血·腎痛血·先賢攝生雜戒·臞仙治心法·神仙警世·雜錄 등으로 되어 있다. 이러한 내용으로 볼 때 이

34) 金斗鍾 :《韓國醫學史》, 서울, 探求堂, 1979, pp. 296~297.

책은 약뿐만 아니라 보양保養을 위해 심신心神을 가다듬고, 정기精氣를 보호하며, 4계절(매달 해야 할 일과 하면 안 되는 일 등을 기록함)에 따라 생활하고 조섭하는 방법을 제시하고 있으며, 또 일상 행동 중에서 지켜야 할 일(보고 듣는 것에서부터 옷 입고, 머리 빗고, 목욕하는 일 등에 이르기까지), 그리고 주요 부위에 대한 안마는 물론 구선臞仙의 치심법治心法(활인심법活人心法 중의 치심조治心條를 지칭한 것으로 보인다) 등도 들어있는 것으로 보아 건강을 지키기 위해 저술한 양생서라는 것을 알 수 있다[35].

4) 《東醫寶鑑》 內經篇 卷1, 身形 附 修養·養老

허준이 《東醫寶鑑》을 편찬할 때 참고한 의서 중에는 원나라 왕규王珪의 《養生主論》과 같은 도가의 서적이 들어 있는데, 이것은 그가 도교의 철학적 이론을 단순한 참고의 단계가 아니라 이를 그의 의학체계 정립에 솔직하게 받아들이려고 했기 때문이었던 것이다. 그것은 이 책의 〈集例〉에서

35) 鄭惟仁 : 《頤生錄》 참조. 이 책은 모두 64쪽의 筆寫本이다. 그것도 완전한 것이 아니라 끝 부분의 몇 장은 탈락된 것으로 생각된다. 金斗鍾 선생이 소장하고 있다가 현재는 (株)韓獨藥品 醫藥博物館에 소장되어 있다.

도가는 청정과 수양을 근본으로 삼고, 의가는 약이藥餌와 침구로서 치료를 하는데, 이는 (병을 치료하는 데 있어서) 도가는 그 정精을 얻고, 의가는 그 조粗를 얻은 것이다[36].

라고 한 것으로 보아 이를 짐작할 수 있다. 도가의 이러한 질병관은 중국의 경우 일찍부터 의학과 밀접한 관계를 맺으며 발전해 왔고, 이에 대하여는 의원인 허준이 큰 관심을 가지고 있었지만, 부모를 건강하게 모시고자 하던 조선시대 양반들 역시 많은 관심을 가지고 있어서 그들의 욕구도 충족시킬 수 있었기 때문에, 이 내경편內景篇이 도교적 원칙론에 의해 기술되었던 것이라 하겠다.

허준은 정精·기氣·신神의 중요성에 대해 〈悟眞篇〉의 주해를 인용하여 말하기를

사람은 천지의 좋은 기운을 받고 태어나게 되며 음양에 의하여 형체를 이룬다. 그러므로 사람의 몸에는 정精·기氣·신神이 기본이다. 신神은 기氣에서 생기고 기氣는 정精에서 생긴다. 때문에 수양하는 사람이 만일 자기 몸을 수양한다면 이것은 정精·기氣·신神의 세 가지를 단련하는데 지나지 않는다[37].

---

36) 許浚:《東醫寶鑑》 內經篇 卷1, 〈集例〉에 "道家以淸靜修養爲本 醫門以藥餌鍼灸爲治 是道得其精 醫得其粗也"라 하였음.

37) 許浚: 앞의 책, 內經篇 卷1, 身形 丹田有三條에 "悟眞篇曰 人之一身 稟天地之秀氣 而有生託陰陽 陶鑄而成形 故一身之中 以精氣神爲主 神生於氣 氣生於精 故修眞之士 若執己身而修之 無過

고 하였으며, 또 구선臞仙의 말을 인용하여

> 정精은 몸의 근본이 되고, 기氣는 신神을 주관하며, 형체는 정신이 있는 곳이다. 때문에 정신을 너무 쓰면 부족해지고, 정精을 너무 쓰면 줄어들며 기氣를 너무 피로케 하면 끊어진다. 사람이 산다는 것은 정신이 있기 때문이고 형체를 유지하고 있는 것은 기氣가 있기 때문이다. 만약 기氣가 소모되면 몸도 쇠약하여 오래 살 수 없게 된다. 대체로 있다는 것은 없는 데에서 생기는 것이고, 형체는 정신이 있어야 유지된다. 만약 생명을 편안히 하지 않고 또 몸을 수양하여 정신을 안정하지 않으면 기氣가 흩어져서 병이 생길 것이다.…(중략)…대체로 신명神明이란 생겨나게 하고 변화시키는 근본이고, 정기精氣는 만물의 구성요소의 본체이다. 몸을 온전히 하면 생존하게 되고, 정기精氣를 보양保養하면 생명이 오래 보존된다[38].

고 함으로써 정精·기氣·신神이 인간의 생명을 유지하는 세 요소로 보고 있다. 허준은 이 책의 내경편에서 이러한 도교의 이론을 의학 이론으로 채택함으로써 그의

煉治精氣神三物而已"라 하였음.

38) 許浚: 위의 책, 同卷1, 身形 保養精氣神條에 "臞仙曰 精者神之本 氣者神之主 形者神之宅也 故神太用則歇 精太用則竭 氣太勞則絶 是以人之生者神也 形之托者氣也 若氣衰則形耗 而欲長生者 未之聞也 夫有者因無而生焉 形者須神而立焉 有者無之館 形者神之宅也 倘不全宅 以安生修身 以養神則 不免於氣散 歸空遊魂 …(中略)…夫神明者 生化之本 精氣者 萬物之體 全其形則生 養其精氣則 性命長存矣"라 하였음.

양생사상이 도교의 영향을 받았음을 보여주고 있다. 그리고 그의 이러한 사상은 중국의 고대 의서인 《黃帝內經》의 영향이 컸다고 할 수 있으며, 양생 및 예방의학적인 내용에 관하여는 도가의 청정무위淸淨無爲 사상의 영향을 받았던 것이다[39].

이 책 내경편의 신형身形 말미에 첨부되어 있는 양노조養老條에는 노인혈쇠老人血衰·노인치병老人治病·노인보양老人保養 등이 있어 노인의 건강을 보호하기 위한 치료법을 제시하고 있는데, 이는 조선시대 양반들이 추구하던 양생관이 이러한 의서를 통해 나타난 것이라 하겠다.

5) 《二養編》 曺倬(耻齋·二養堂) 撰

이 책을 편찬한 조탁曺倬(명종 7, 1552~광해군 13, 1621)은 조선 중기의 학자로서 중앙의 여러 관직을 거친 후 선조 41년(1608) 강릉 부사로 나갔을 때 이 책을 쓰기 시작하였는데, 그것이 완성된 때는 광해군 9년(1617)이었고, 그 아들 명욱明勗이 1620년(광해군 12)에 간행하였다. 그는 이 책을 쓰게 된 동기를 다음과 같이 밝히고 있

39) 孫弘烈 : 許浚 醫學의 再照明, 《龜岩學報》 5號, 1997, p. 18 참조.

다. 즉

> 내가 약관에 내간內艱을 만나 일찍이 질병에 걸려 항상 신체를 잘 기르지 못하고 심신을 수감收斂하지 못하는 것을 근심으로 삼고 있었다. 병중에 심경心經을 읽는데 이천伊川(程頤) 선생이 이른 바, "내가 삶을 돌보지 않고 욕망에 따르는 것[忘生徇欲]을 깊이 부끄러움으로 여긴다"고 한 것이 문득 스스로 척연惕然하게 마음에 느끼는 것이 있었다. 그로부터 미루어 생각하기를 이 망생순욕忘生徇欲 네 자가 족히 양심양생養心養生의 약석藥石이 되는 것으로 여겼다. 대저 욕망이라는 것은 이목구비耳目口鼻 사지의 욕망인데 비록 사람에게 없을 수는 없지만, 이것이 많고 절제하지 않는다면 그 마음을 잃어버려 그 성性을 멸하는데 이르지 않을 사람이 드물다[40].

라고 한 것으로 보아, 그는 욕망을 절제하도록 노력하는 것이 양심養心 양생養生의 길이라 생각하여 이를 실천하기 위해 이 책을 썼던 것이다. 이 책은 상·하 두 편으로 되어 있는데, 상편은 모두 6권으로 立敎·明倫·格致·誠正·修齊·治平 등으로 되어 있다. 그는 이 책은 경

40) 曺倬:《二養編》序文에 "余弱冠遭內艱 夙嬰疾病 常以不能怡養身體 收斂心神爲憂 病中嘗讀心經 至伊川先生 所謂吾以忘生徇欲爲深恥 便自惕然有感于心 仍竊惟念 此忘生徇欲四字 足以爲養心養生之藥石也 夫欲者 耳目口鼻四肢之欲也 雖人所不能無而多而不節 則不至於喪其心 而滅其性者 鮮矣"라 하였음.

전經傳과 문집 등에서 가언선행嘉言善行들과 선현의 가르침을 채록하여 편찬하였는데, 특히 심성지론心性之論에 중점을 두었다. 여기에 소학小學의 편목篇目과 대학大學의 조목條目을 취해서 편차篇次를 만들었는데[41], 이 상편 6권이 양심養心에 관한 것이다.

그리고 하편 3권은 양생養生에 관한 것인데 권1 치망恥忘은 天地運氣·內景篇(精·氣·神·五臟六腑·肝臟·心臟·脾臟…蟲 등 25條)·外形篇(頭·面·眼·耳·鼻·口舌·齒牙…脈 등 26條)로 되어 있고, 권2 치순恥徇은 戒耳慾·戒目慾·戒口慾·戒鼻慾·戒四肢慾 등 오욕五慾을 경계하는 격언이며, 권3 무치無恥는 養生格言(經傳所錄·文集所錄·醫書所錄·詩話所錄)·運氣(參同契運氣升降之論·五臟陰陽升降·運氣升降之路·運氣升降之法·運氣升降之時·內煉運氣之法·回津運氣之法·按摩調氣之法)·攝養總論(夏冬攝養·四時攝養〈春宜·夏宜·秋宜·冬宜〉·逐日攝養〈朝宜·晝宜·暮宜·夜宜〉·七愼攝養〈愼嗜慾·愼思想·愼談笑·愼起居·愼出入·愼衣服·愼飮食〉·治病(陰陽虛盛內外寒熱不同·以心治病·老年治病)·雜病有因(七情所傷·十二多所傷·五臟所惡·五氣所病·五臟化液·五味所入 등 42證) 등 양생養生과 섭생攝生에 관한 것이다. 그는 이렇게 양심[涵養]과 양생[攝生]을 합하여 이양편二養編이라 하였던 것이다.

---

41) 崔根德 : 曺倬의 經世思想과 二養編, 《人文科學》 19輯, 成均館大學校 人文科學硏究所, 1989, p. 11 참조.

그러나 그는 이양二養에 대하여

> 심心[心性]과 생生[生命]을 기르는 것은 나에게 있을 수 밖에 없다. (이를)합해서 말한다면 양심養心이 곧 양생養生이니, 비록 일양一養이라 하여도 가可하지만 나누어 말한다면 함양涵養과 섭양攝養에 대한 의견이 각각 다르기 때문에 이양二養이라 말하지 않을 수 없다. 만약에 내외를 겸하고 정조精粗를 꿰뚫어 이양二養의 요체要諦를 말한다면 오직 경敬한 자일뿐이다. 그래서 선유先儒는 말하기를 심心은 일신一身의 주재主宰이고 경敬은 일심一心의 주재主宰라 했다. (그래서)나도 또한 그렇게 말하는 것이다[42].

라고 말함으로써, 유학자답게 양심과 양생의 정신적 바탕을 경敬에 두고 있었다. 그렇지만 그는 어려서부터 병약했었기 때문에 양생을 위해서는 인간적인 욕구(耳·目·口·鼻·四肢)도 엄격히 절제해야 한다고 주장하였고, 또 건강에 도움이 되는 각종 격언格言(經傳·文集·醫書·詩話)과 안마按摩·조기調氣 등도 중요시 하였을 뿐만 아니라 섭양攝養을 위해 삼가야 할 일들을 시기(夏冬·四時·逐日)와 행동·의복·음식 등으로 구별하여 기술하고 있다.

---

42) 曺倬: 위의 책, 序文의 末尾에 "心與生之養 莫非在我 合而言之 則養心則養生 雖謂之一養可也 分而言之 則涵養攝養立言各異 不得不謂之二養也 若兼內外貫精粗 摠言二養之要 則其惟敬之一字乎 故先儒有言曰 心者 一身之主宰也 敬者 一心之主宰也 余於是亦云"이라 하였음.

또 노인의 질병 치료와 각종 질병에 대한 치료법도 기술함으로써 훌륭한 양생서로 평가되고 있다. 그리고 그는 이 책을 편찬하는데 의가와 도가의 잡서를 참고하였다고 한 것으로 보아, 특히 양생법에는 도가의 비술秘術을 많이 참고하였던 것으로 생각된다.

6) 《壽養叢書類輯》 李昌庭 撰

이 책을 편찬한 이창정李昌庭(1573~1625)은 조선 중기의 문관으로서 자는 중번仲蕃, 호는 화음산인華陰散人·무구옹無求翁이라 하였다. 그가 이 책을 편찬하게 된 동기를 발문에 의해 요약해 보면,

> 수양총서壽養叢書는 고금 수양가修養家의 양생요법養生要法인 《三元延壽書》, 《壽親養老書》, 《食物本草》, 《養生月覽》, 《保生攝生集覽類纂》, 《(養生)食忌》, 《食鑑》, 《修眞(秘要)》 및 《(養生)導引》 등 12종의 서적을 편집篇輯하여 한 책을 만들고 이름을 총서叢書라 하였는데, 대개 남극구선南極臞仙·경구산구京口山臞·하빈장인河濱丈人·이붕비李鵬飛·진군직陳君直·주수중周守中·호문환胡文煥 등이 저술한 것이다.
>
> …(중략)…
>
> 그러나 편집에 참고한 책의 내용과 (저자의)의견이 각기 다른 데다가 중복되는 바가 많아 주의해서 보아도 분

> 간할 수가 없는 것이 많고, 식물食物과 약물도 우리나라와 중국의 것이 산지와 명칭이 서로 달라 같은 것이 10중 4~5개에 지나지 않을뿐 아니라 무탄誣誕하여 현실에 맞지 않는 것이 많다. (중략) 이에 감히 여러 서적을 참고하여 번잡한 문장은 간결하게 하고 중복되는 것은 빼버리고 말이나 글자가 잘못된 것은 바로 잡고 황탄荒誕한 것은 없애버려서 사람들이 알기 쉽고 이용하기 쉬운 것을 뽑아 16편으로 다시 편집한다[43].

고 하였다. 이 책의 내용을 보면, 상권은 總論·養心志篇·保身體篇·愼起居篇·省嗜慾篇·節飮食篇·順天地篇·調節序篇·孕育篇으로 구성되어 있으며, 하권은 服用篇·米穀篇·草木篇·禽獸篇·蟲魚篇·導引篇·醫藥篇으로 되어 있다. 그는 이 책을 편찬하는데 경서經書는 물론 양생서인 《三元延壽書》, 《攝生雜忌篇》, 《養生類纂》, 《孫眞人 衛生歌·養生銘·保生銘》, 《陶眞人衛生歌》, 《養生要訣》,

---

43) 李昌庭:《壽養叢書類輯》 跋文에 "按壽養叢書 卽古今修養家養生要法 有三元延壽書·有壽親養老書·有食物本草·有養生月覽·有保生攝生集覽類纂·食忌·食鑑·修眞·導引等書 凡十二篇集成一帙 命之曰叢書 皆南極臞仙·京口山臞·河濱丈人·及 李鵬飛·陳君直·周守中·胡文煥諸人所著也…(中略)…然而編輯參差 論議多岐 重複舛訛 寓目棼眩 茫然如望洋 如食物·藥物 則我國與中朝 地産不同 名稱亦殊 按名求實 十昧四五 且諸家所記 多怪誕不經…(中略)…玆敢考校諸書 略其繁文 去其重複 正其舛訛 芟其荒誕 就人之易知易行者 以類輯之爲十六篇(以下略)"이라 하였음.

《養生論》 등 많은 양생서가 참고되었으며, 기백岐伯·태을진인太乙眞人·징심노인澄心老人과 같은 사람들의 말이 인용되고 있다.

그리하여 상권에서는 언행을 조심하고 욕심을 버리고 음식을 조절하며 천지에 순응하여 절도있는 생활을 함으로써 건강한 정신과 육체를 유지할 수 있다고 하였으며, 하권에서는 주로 계절에 따라 입을 옷과 우리가 먹는 미곡의 성질, 또는 음주 시에 주의해야 할 일과 그 폐해, 음식을 잘못 먹었을 경우의 피해, 육류와 충어류를 먹을 때 주의해야 할 일과 그 폐해 등을 기술하고 있다.

도인편에서는 직접적 신체운동인 도인의 방법과 안마법 등을 상세히 설명하고, 이에 첨부하여 叩齒集神法·搖天柱法·舌攪漱咽法·腎堂法·單關轆轤法·雙關轆轤法·托天按頂法·鉤攀法 등의 각종 운동법과 육기가결六氣歌訣이 들어있다. 끝으로 의약편에는 건강에 좋은 우유·고기·각종 죽류·특히 노인에게 좋은 약과 음식·각종 주류·약재 채취법과 각종 질병을 치료하는 단방 및 그 복용법 등을 비교적 상세히 기술하고 있다. 이와 같이 이 《壽養叢書類輯》은 전문의서는 아니지만, 양생과 섭생에 필요한 각종 건강법과 약물 및 약방을 수록

한 건강관리서라고 할 수 있다[44].

이상 열거한 양생서 이외에도 조선 후기 영조 때 최규서崔奎瑞가 편찬한 《降氣要訣》이 있으며, 중국의 것으로는 《臞仙活人心法》, 《壽親養老新書》, 《壽養叢書》 등이 수입·간행되어 보급되었다. 그리고 저자와 서명 만이 전하는 것도 몇 가지 있다. 즉 중종 대의 성세창成世昌이 편찬한 《食物纂要》와 허수곡許守谷이 편찬한 《養生說》, 그리고 명종 대 박진朴雲의 《衛生方》 등이 그러한 것이다. 이 책들은 서명 만이 전하고 있기 때문에 자세한 내용은 알 수 없으나, 앞에서 살펴 본 양생서와 큰 차이가 없는 양생과 섭생에 관한 것으로 생각된다.

끝으로 영조 대의 여류학자인 빙허각憑虛閣 이씨가 저술한 《閨閤叢書》 권1의 〈士大夫 食時 五觀〉, 〈不食〉 또는 〈飮酒禁忌〉, 〈醒酒不醉〉, 〈斷酒方〉 등도 사대부 가문에서 지켜야 할 일들을 기록한 것으로서, 이것이 양생서는 아니지만 사대부가에서는 부인들도 남편과 가족의 건강을 위해 이와 같이 노력하였던 것이다.

---

44) 孫弘烈 : 朝鮮中期 醫術과 醫藥의 發達, 《國史館論叢》 56輯, 國史編纂委員會, 1994, p. 226.

3. 李滉의《活人心方》

이황李滉의 《活人心方》은 명 태조 주원장朱元璋의 16자子인 주권朱權이 저술한 《活人心(法)》을 필사한 것이다. 주권은 호를 현주도인玄洲道人 함허자涵虛子·구선臞仙·단구선생丹丘先生이라 한 사람으로서, 초년에는 정치적 활동도 하였으나 만년에 이르러 도교에 심취하여 이 책을 편찬하게 되었고, 이것이 조선 전기에 전해져서 사대부들이 이 책을 교본으로 하여 양생養生 활동을 하는데 많은 영향을 주었던 것으로 생각된다.

1) 《活人心方》 필사의 동기

먼저 주권의 《活人心》이 언제 조선에 전해졌으며, 이황이 이 책을 필사하게 된 동기는 무엇이고, 또 언제 이것을 필사하였을까? 그 전래시기에 대해서 이진수李鎭洙는 그것이 세종 15년(1433)에서 25년(1443) 사이에 수입되었다고 하는데, 그 이유는 1433년에 편찬된 《鄕藥集成方》에는 이것이 인용되지 않았는데 1443년에 편찬된 《醫方類聚》에서는 이것이 인용된 것으로 보아 그러하다는 것이다[45].

그런데 《醫方類聚》가 완성된 해는 세종 27년(1445)이니까 정확히 말해 1433년에서 1445년 사이에 수입되었을 가능성이 매우 크다고 하겠다. 그리고 이 책의 초간본은 중종 36년(1541, 嘉靖 20) 순흥順興에서 안현安玹에 의해 목판본으로 출판되었던 것으로 추정되며, 그 후 나주·경주·진주 등지에서도 간행되었던 것으로 보인다[46].

그러면 이황이 언제 이 책을 필사하였을까. 이에 대하여 이희대李熙大는 확실한 것은 아니지만, 그가 과거에 급제하고 벼슬살이를 시작하던 34세(중종 29, 1534) 이후로 추정하고 있다. 그것은 그 무렵 의학에 조예가 깊어 《經驗方》, 《活人新方》 등 의서를 편찬한 바 있는 박영朴英과 친교를 맺게 되었기 때문에 그에게서 이 책을 얻어 보게 되었을 것이라는 것이다[47]. 또 이가원李家源도 필사한 《活

---

45) 李鎭洙 : 《韓國養生思想硏究》, 한양대학교 출판부, 1999, p. 276 참조.

46) 三木榮 : 《朝鮮醫書誌》, 大阪, 學術圖書刊行會, 1973, pp. 221~222 참조.

47) 李熙大 : 退溪의 健康秘方과 活人心方, 《論文集》 第7輯, 大邱韓醫科大學, 1989, pp. 34~35.

人心方》의 글씨가 이황 초·중년의 글씨로 추정된다는 견해를 밝힌 바 있다[48].

그러나 이 책의 초간본이라고 생각되는 것이 순흥에서 1541년(중종 36)에 간행되었다면, 이황이 이 책을 접할 수 있었던 때는 아마도 40세 이후일 가능성이 많다고 생각된다. 그 시기가 언제이었던 간에 젊은 시절 시골에서 공부만 하던 이황은 서울에서 관직생활을 시작하면서 성리학과 관계되는 서적 이외에 이러한 책도 접할 수 있게 되었을 것이고, 그것이 자신의 병약한 신체를 건강하게 해줄 수 있을지도 모른다는 생각에서 이를 자기 것으로 만들기 위해 손수 필사하고, 이를 건강의 지침서로 삼게 되지 않았나 생각된다.

그가 이 책을 필사하게 된 동기는 무엇인가? 그것은 물론 그의 건강 때문이었을 것이다. 그러면 이황은 질병 때문에 얼마나 고통을 당하였는가. 이에 대하여는 이진수가 고찰한 "연보年譜와 가서家書에 보이는 퇴계의 병환"에 관한 내용 중 중요한 것을 발췌하여 참고하고자 한다[49].

48) 李家源 : 活人心 解題, 《活人心方 退溪先生遺墨》, 陶山書院.
49) 李鎭洙 : 앞의 책, pp. 251～260 참조.

① 연보年譜에 보이는 질병관계 기사

㉠ 20세, 뜻을 강구하느라 침식을 잊었고, 이 때부터 영췌羸悴의 병이 있게 되었다.

㉡ 나는 어려서 학문에 뜻을 두고 날이 지도록 쉬지 않고 밤이 새도록 잠도 자지 않고 공부하다가 마침내 고질을 얻어 병폐病廢한 사람이 됨을 면치 못하였다.

㉢ 복중에 몸을 해쳐 병이 되니 거의 죽을 뻔하였다.

㉣ 1543년부터 1547년까지 병으로 사직을 거듭하였으며, 때로는 역시 병 때문에 본래 제수받은 관직 보다 한직을 맡기도 하였다. 1555년에는 세 번이나 사표를 내어 겨우 해직된 적도 있었다. 1560년에는 조정의 부름으로 부임하러 가다가 낙마落馬하여 부상 때문에 사퇴하였으며, 1569년에는 이조 판서를 제수받았으나 병으로 사퇴하였다.

② 가서家書에 보이는 질병관계 기사

㉠ 병중에 창비脹痞가 발생하고 또 서증暑症까지 겹쳤다.

㉡ 내가 길에서 습증濕症에 걸린 것 말고 다른 것은 평안한데 다만 아랫배가 가득찬 물주머니를 단 것 같다.

㉢ 넷째 형님께…황滉은 심하게 다친 뒤라 설사를 하며, 비장脾臟이 약해져서 여러 병에 걸릴까 걱정입니다.

㉣ 아들 준에게…옛병이 도졌다. 연초 아랫배에 창만증脹滿症이 걸렸는데, 을묘년에 더 심하다. 여러 방문과 약을 썼는데 차도가 없다. 작은 병은 아닌 듯하다.

㉤ 준에게…지병인 담증痰症이 있다. 발작이 시작되면 힘들다.

등 질병 관계 기사가 대단히 많다. 권오봉權五鳳에 의하면, 퇴계의 가서가 모두 913편이나 되는데 그 중 건강과 관련있는 것이 219편이라 한다[50]. 이와 같이 이황은 젊어서부터 여러 가지 질병으로 고생을 하였으며, 특히 건강을 돌보지 않고 공부에 열중한 것이 병을 더욱 깊게 하였던 것으로 보인다. 따라서 퇴계가 이러한 양생서에 관심을 갖게 된 것은 결코 우연한 일이 아니라 이렇게 자신을 괴롭히고 있는 여러 가지 질병[51] 때문이었던 것이다.

이황 역시 다른 성리학자들과 마찬가지로 도교나 불교에 대하여 부정적인 시각을 가지고 있었다. 그는 노老·장莊에 대하여

---

50 權五鳳 : 《李退溪家書綜合的硏究》, 서울, 麗江出版社, 1991, p. 178.

51) 李鎭洙 : 앞의 책, p. 254의 家書에 보이는 退溪의 疾病으로는 心患·瘟症·暑痢·吐泄·腹痛胃虛·脾胃症·脹症·心火炎上之症·痰症·浮腫兩脚·氣虛·眼疾 등이 있었다고 한다.

사람의 몸은 이理·기氣를 겸비하고 있는 것인데, 이理는 귀한 것이고, 기氣는 천한 것이다. 그러나 이理는 행위할 수 없고[無爲], 기氣는 욕구하는 바가 있는[有欲] 것이다. 그러므로 이理를 구현하고자 하는 데 주력하는 사람은 양기養氣가 그 중에서 저절로 가능하여 지는 것이니, 성현聖賢의 도리가 바로 이것이다. 양기의 측면에만 치우쳐 있는 사람은 반드시 성性을 해치는데 이르게 되니, 노장老莊의 도리가 바로 이러한 것이다[52].

라고 말하면서 군자로서 이理를 구현하고자 노력하면 그 안에서 저절로 양기가 가능해지는 데도 불구하고 도가는 오로지 양기에만 치우쳐 있어 천한 것이라 비판하고 있으며, 불교에 대해서도

석씨釋氏는 성性이 이理임을 알지 못하고 이른 바 성령精靈·신지神識라 하는 것들은 죽어도 사라지지 않고, 갔다가는 다시 되돌아 온다고 하는데, 어찌 이러한 이치가 있을 수 있겠는가[53].

라고 말함으로써 윤회輪廻한다는 불교의 생사관生死觀을 인정하지 않고 있다. 이렇게 이단에 대하여 단호한 생각

---

52) 李滉 : 《退溪全書》 卷1, p. 335에 "人之一身 理氣兼備 理貴氣賤 然理無爲而氣有欲故主於踐理者 養氣在其中 聖賢是也 偏於養氣者 必至於賊性 老莊是也"라 하였음.

53) 李滉 : 위의 책, 卷1, p. 579에 "釋氏不知性之爲理 而以所謂精靈·神識者當之謂死而不亡 去而復來 則安有是理耶"라 하였음.

을 가지고 있던 이황이 그 이단 중의 하나인 도가의 《活人心》을 필사하고, 또 이를 익혀 양생養生의 방책으로 삼은 것은 쉽게 이해하기 힘든 일이지만, 대부분의 양생 의학이 그렇듯이 이 책도 병든 몸을 고쳐 줄뿐만 아니라 병을 미리 예방해 주는 예방의서였기 때문이었다.

그리고 여기에는 단순히 도가의 비방이나 도인導引과 같은 운동법 만이 들어있는 것이 아니라, 사대부들이 추구하던 마음의 안정을 통한 건강의 실현이라는 그들의 궁극적인 목적을 달성할 수 있는 내용이 담겨 있다고 여겼기 때문이었다. 이황은 이 책이 비록 도가의 양생서이지만, 그 편찬 목적이 정신의 안정을 통한 건강에 있다는 것을 알고 있었기 때문에 건강한 생활을 위해 이 책을 택하였던 것으로 생각된다. 즉

> 이 책에 비록 수 많은 방법들을 모두 수록하지는 못하였으나 사람들이 뜻하지 않게 질병으로 목숨을 빼앗기거나 젊어서 일찍이 죽는 일이 없도록 하기 위해서 미리 알아 두고 지켜 나가야 할 일들을 밝혀 놓고 있다. 그 방법은 오직 정신을 소중하게 다루는 길밖에 없다. 의사는 병자를 진찰할 때 그 병의 근원이 어디서 비롯되었는지를 밝힌 다음 과거의 치료법을 거두고 이 책 만으로 치료에 임해도 족할 것이다. 또 사람이 수양修養을 하고자 한다면 다른 것은 그만두고 이 책 하나만 가지고도 선도

儒道를 이룩할 수 있을 것이다[54].

라고 한 이 책의 편찬 목적이 그의 마음을 움직였던 것으로 생각된다.

2) 《活人心方》의 내용

이 책은 원래 상·하 두 권으로 되어 있는 것이지만, 현재 한국에 남아 있는 것은 상권 뿐이다. 현재 이황의 《活人心方》이 번역된 것은 물론 관련 저서와 논문이 여러 편 있다[55]. 그러므로 본서에서는 중요한 것만 부

---

54) 《活人心方》 序文에 "此書方雖不多 皆能奪命於懸絶 雖司命莫之神也 凡爲醫者 而能察其受病之源 而用之止 此一書醫道足矣"라 하였음.

55) (ㄱ) 飜譯書로는 鄭淑 편역 : 《退溪 活人心方》, 東西文化院, 1978. 鄭淑 엮음 : 《李退溪의 活人心方》, 범우사, 1998. 金豪彦 역 : 《現代人의 健康과 活人心方》, 陶山書院, 1989.

(ㄴ) 關聯著書로는 尹絲淳 : 《退溪哲學의 硏究》, 고려대 출판부, 1986. 尹天根 : 《퇴계철학을 어떻게 볼 것인가》, 온누리, 1987. 이진수 : 《한국양생사상연구》, 한양대 출판부, 1999. 權五鳳 : 《李退溪家書綜合的硏究》, 麗江出版社, 1991.

(ㄷ) 關聯論文으로는 李熙大 : 退溪先生의 手蹟 《活人心方》, 退溪學報, 1976. 羅絢成 : 退溪 室內醫療體操(活人心)에 對한 硏究, 《流川回甲論文集》, 서울師大體友會, 1976. 李鎭洙 : 朝鮮朝 朱子學派의 保健體育思想成立에 관한 一考察, 《스포츠科學硏究論文集》 1집, 東亞大學校, 1983. 朝鮮養生思想 成立에 관한 考察(其1), 《석당논총》 9집, 1984. 朝鮮 養生思想 成立에 관한 考察(其2), 《석당논총》 10집, 1985. 朝鮮 養生思想 成立에 관한 考察

분적으로 선택하여 간략히 살펴 보고자 한다. 먼저 그 내용을 보면, 활인심서活人心序와 활인심상活人心上으로 나누어 볼 수 있다.

(1) 활인심서活人心序

옛날에 태호太昊씨가 나오기 전에는 병을 고치는 치료법이 없었다. 태을太乙씨 시대에 와서는 태홍의 기炁라는 우주의 기를 조절하고 식사를 검소하게 하며 욕심을 적게 하는 것으로 오래 사는 방법을 닦았다.

또 유소有巢라는 사람이 나와서 약과 음식을 조절해서 기와 혈의 흐름을 원활히 함으로서 병을 고쳤고, 음강陰康씨 시대에는 물이 오염되고 음습한 곳에 사는 사람들이 질병에 걸려 희생되므로 춤을 추듯이 손과 발(몸)을 움직여 기氣와 혈血을 통하게 하는 도인술導引術을 써서 병을 고침으로서 일찍 죽거나 병을 앓는 사람이 없었다.

(其3), 《석당논총》 12집, 1987. 退溪哲學의 養生思想에 관한 硏究, 《韓國道敎의 現代的 照明》, 韓國道敎思想硏究會編, 아세아문화사, 1992. 李熙大 : 退溪의 健康秘方과 活人心方, 《論文集》 7집, 大邱韓醫科大學, 1989. 鄭三鉉·裵正河 : 退溪 李滉의 保健體育思想硏究, 《스포츠科學硏究論文集》 12집, 東亞大學校, 1994. 이병식 : 活人心方의 체육적 가치에 관한 고찰, 《光州保健專門大學 論文集》 21집, 1996. 등 다수의 論著가 발표된 바 있다.

그러나 사람들이 여러 곳에 흩어져 살면서부터 다시 질병과 횡액橫厄이 그칠줄을 몰랐으며 그 후에 헌원軒轅씨와 기백岐伯씨가 나와 의술과 약을 짓는 방법을 널리 퍼뜨렸다.

성인聖人은 질병에 걸리기 전에 미리 손을 써서 다스리고, 의원醫員은 병이 난 연후에야 고치는 것으로서 전자를 치심治心 또는 수양이라 하고, 후자를 약이藥餌라 한다. 병을 다스리는 방법은 두 가지이나 병의 근원은 바로 한 가지이니 이는 모두가 마음에서 연유되는 것이다.

노자老子께서는 "마음은 정신情神의 주主가 되고 움직임이나 고요함 모두가 마음에 따르는 것이다."하였으니 마음은 화禍의 원인이 되기도 하고, 도의 근본이 되기도 하는 것이다. 마음이 고요하면 모든 일에 태연하고 맥박의 흐름이 활발하나, 그렇지 않으면 기氣와 혈血의 흐름이 어지럽고 탁하여 백병의 원인이 된다.

그러므로 성품이 고요하면 정신은 편안해지고 마음이 산란하면 정신이 피로하므로 참眞됨을 지키면 모든 것이 만족하게 된다. 물物을 지나치게 추구하면 정신이 산란하고, 흩어져 병을 얻게 되고 결국에는 죽음에 이르게 되는 것이다.

이는 평범한 말인 듯하나 도道의 깊은 뜻에 가장 적

합한 표현이라고 할 것이다. 이 두 가지의 설을 하나로 묶어 상·하 2권으로 편성하고 일컬어 『活人心』이라 하니 이는 항상 사람을 구제하고 모든 사람이 오래 장수할 수 있도록 하고자 합니다.

세상에는 병을 고친다는 의서醫書가 수천 가지 있을 것이나 많다고 다 유익한 것은 아닐 것이고, 도리어 별다른 도움을 주지 못할 수도 있을 것이다. 이 책에 병을 고치는 많은 방법을 싣지 못하였으나 뜻하지 않은 위급한 병을 고쳐 사람을 능히 살릴 수 있을 것이니 비록 사람의 수명을 맡고 있는 신神이라도 이보다 못할 것이다.

의원이 병자를 대할 때 발병의 원인을 잘 관찰한 연후에 이 책의 처방處方을 쓴다면 이 책 한 권으로도 충분할 것이며 이 책의 수양 방법 만으로도 「도道」를 이루어 오래 살 수 있을 것이다.

무릇 선비임을 자처하는 사람은 이 책에서 가르치고 있는 방법을 잘 익히고 실천하지 않는다면 어찌 세상에 선비임을 내세울 수 있을 것인가.

(2) 활인심상活人心上

구선臞仙(玄州道人)이 말하기를 "옛날 신성한 의원은 사람의 마음을 살펴 병을 예방하였으나 오늘날의 의원은 오로지 몸의 병만 고치려 하고, 그 마음을 다스릴 줄 모르니 이는 근본을 모르고 그 결과 만을 쫓는 것으로서 병의 원인을 모르고 부분만 고치려 하는 어리석음이 있으니, 병을 완전히 고치는데 어려움이 있을 것이며 어쩌다 일시 병이 낫는다 해도 이는 근본적인 의술이 되지 못하며 의원으로서 취할 태도는 아닌 것이다." 라고 하여 만병은 마음에서 연유하는 것을 알지 못하고 행동도 마음에서 비롯됨을 모르고 하는 일이다.

대개 음陰에는 귀신鬼神이 있고 양陽에는 천리天理가 있으니 서로 보복지리報復之理가 있어 스스로 효험되지 않는 것이 없다.

천형지질天刑之疾로는 스스로 만드는 병이 있고, 하늘이 주는 병으로는 오체불구五體不具로서 태어날 때부터 고자가 되거나 벙어리, 장님, 귀머거리 등이 있으며, 넘어져 팔다리가 부러지거나 날 때부터 얼굴에 보기 흉한 부스럼이나 혹이 달린 경우도 있다.

또한 전염에 의한 병들도 다 이러한 것이니 이것 모두가 전생에 악업惡業이 쌓인 때문이고, 그 근원 또한 마음가짐에서 비롯되는 것이다.

스스로 만들어 생기는 질병으로는 생활이 불규칙한

데서 오는 것으로서 바람, 찬기운, 더위, 습기 등에 과다히 노출되거나 술이나 여색에 빠지고, 재물을 탐하거나 좋지않은 기氣에 상하여 칠정七情(喜怒哀樂愛惡欲)과 육욕六慾이 생겨 음양이기陰陽二氣의 균형이 깨지므로서 사람의 몸이 외기外氣의 침해를 받게 되어 생기는 것으로서 병은 마음에서 생기지만 해害는 몸이 입게 된다고 한다.

마음의 이치理致를 알기 쉽게 설명하면 사람이 마음속으로 뜨거운 불을 오래도록 생각하고 있으면 몸이 더워지고, 얼음을 오래도록 생각하면 몸이 차가와지며, 두렵고 무서운 일을 당하면 머리칼이 우뚝 서고, 놀라면 진땀이 난다. 무서우면 떨리고, 부끄러우면 얼굴이 빨개지며 슬프면 눈물이 나고, 탐하면 마음이 들뜨고, 기가 마르면 마비가 오며 신맛을 생각하면 침이 고이고, 거북한 냄새를 생각하면 구토가 나고, 즐거움을 맞으면 웃고, 슬픔을 당하면 울고, 웃으면 얼굴이 고와지며 울면 얼굴이 이그러져 흉해지는 것이다.

이러한 것들은 낮에 볼 수 있는 일들이며 밤에는 낮에 겪은 일들이 꿈에 나타나기도 하는데 남녀 간에 이야기를 주고 받으며 교합校合하는 꿈을 꾸면 몽정夢精을 하기도 한다.

자다가 가슴이 두근거리도록 놀래는 일도 있고, 화를

내는 일도 있는데 심할 경우 병을 얻게 되어 발광하여 벌거벗고 담장을 넘어 지붕 위에 올라가 귀신을 보며 울고 웃다가 노래를 부르거나 춤을 추기도 하는 일이 있는데 이 모두가 마음에서 생겨나는 것이다.

태백진인太白眞人이 말하기를 "질병을 고치려는 자는 먼저 그 마음을 다스려라."하고 "먼저 마음을 안정시킨 연후에야 도道에 이를 수 있다."고 하였다.

병자로 하여금 마음속의 우수와 염려 등 일체의 잡념과 불평을 다 버리게 한다. 평생토록 지은 죄악과 과실은 회개하고, 몸과 마음을 하늘에 맡기고 그 뜻에 따른다면 자연히 마음이 태연해져서 세상사를 초월하여 만사가 공허해지고, 하루하루의 일들이 모두 하나의 망상임을 깨닫게 되어 몸도 헛된 것이고, 화복禍福이 따로 없으며 죽음과 삶이 모두 하나의 꿈에 지나지 않음을 깨우치게 된다. 이때부터 마음이 절로 맑아지고 몸에 붙은 질병도 자연히 물러나 약을 대지 않음은 물론 잊어버려도 저절로 병이 나아버리는 것이니, 이것이 바로 태백진인太白眞人의 도로서 병을 치료하는 대법大法인 것이다.

대개 진인眞人의 가르침은 천지의 뜻으로 마음을 세워 사람을 살리는 것을 사명으로 하는 것이다. 사람의 마음이 하늘과 더불어 한 가지이니 이치理致로 득한 사람이라야 모든 것을 밝혀서 사람들의 미혹한 마음을 열어줄 것이다.

마음이 땅과 더불어 수기를 받으면 신령스럽게 되어 더러운 마음을 깨끗이 씻어내어 한 잔의 물로서도 의원이 고치지 못하는 병을 고치게 된다. 이는 물의 영험靈驗이 아니라 도를 올바르게 쓸 줄 모르는 것으로서 진실로 도를 아는 사람이 아니면 허망한 말이라고 믿지 않을 것이다.

노자老子는 말하기를 "내 말이 알기 쉽고 행하기도 쉬운데 사람들이 이를 알지 못하고 행하지도 않고 있으니 나를 아는 자가 드물고 나를 따르는 자가 귀하다.

훌륭한 선비는 도를 들으면 힘써 행하고, 어중간한 선비는 도를 듣고는 있으나 행하지 않는 경우가 있으며, 모자라는 선비는 도를 들어도 비웃으면서 행할 생각조차 하지 않고 있으니 개탄스럽다."하였다.

내관경內觀經에 이르기를

『道』를 알기는 쉬우나 믿기는 어렵고,
『道』를 믿기는 쉬우나 행하기는 어려우며,
『道』를 행하기는 쉬우나 이것을 터득하기는 어렵고,

『道』를 터득하기는 쉬워도 지키기는 더욱 어렵다 했으니
『道』를 끝까지 잘 지켜나가 버리지 않는다면 오래 살 수 있을 것이다.

玄洲道人 涵虛子의 解說(活人心 序Ⅱ)에서 보면 ①中和湯, ②和氣丸, ③養生之法, ④治心, ⑤導引法, ⑥去病延壽六字訣, ⑦四季養生歌, ⑧主要 內臟鍛鍊法, ⑨保養精神, ⑩補養飮食 등으로 구성되어 있다.

구선臞仙은 서문에서 의약의 역사와 도인導引의 창안, 그리고 헌원軒轅과 기백岐伯의 말을 인용해, "모름지기 슬기로운 사람이라면 질병에 걸리기 전에 미리 손을 써서 건강을 유지하고 병에 걸리지 않도록 해야 한다. 사람이 질병에 걸리지 않으려면 무엇보다도 먼저 마음을 가다듬고 수양을 쌓아 두어야 한다. 모든 병은 마음가짐에서 생겨나게 마련이기 때문이다."라고 하면서 마음의 수양을 강조하고 있다.

① 中和湯

그는 마음의 병을 가장 중요시 하였기 때문에 제일 먼저 마음의 병을 치료하는 상징적 처방이라 할 수 있는 "중화탕中和湯"을 제조하고, 또 이를 복용하는 방법

까지 제시하고 있다. 이 중화탕의 약재는 물질적인 것이 아니고 마음에 관계되는 것인데 그 약재를 보면, 思無邪·行好事·莫欺心·行方便·守本分·莫嫉妬·除狡詐·務誠實·順天道·知命限·淸心·寡慾·忍耐·柔順·謙和·知足·廉謹·存仁·節儉·處中·戒殺·戒暴·戒貪·愼篤·知機·保愛·恬退·守靜·陰騭 등 30가지 마음의 약재를 잘 씹어 가루를 만든 다음 심화心火 한 근과 신수腎水 두 사발에 넣고 약한 불로 5분 동안 다린 다음 따뜻할 때 수시로 복용하면, 원기元氣는 보호되고 사기邪氣가 침입하지 못해 모든 병이 생기지 않고 장수할 수 있다는 것이다. 마음의 병을 치료하는 이러한 상징적인 처방이 제일 앞에 들어있는 것은 마음이 모든 병의 근원인 동시에 모든 병을 치료하는 약이 되므로, 깨끗하고 올바른 마음을 지니고 살도록 권유하는 처방이라 하겠다.

의원의 힘을 다해 치료해도 잘 낫지 않는 일체의 병을 다스리는 것으로서 원기를 보하고 사기邪氣를 막아주면 만병이 발생치 못하여 오래도록 평안히 살 수 있어 유감이 없을 것이다. 중화탕의 약재를 자세히 살펴보기로 한다.

사무사思無邪 : 생각을 간사하게 하지 마라.

행호사行好事 : 좋은 일을 하여라.

막기심莫欺心 : 마음을 속이지 마라.

행방편行方便 : 편안하게 행동하라.

수본분守本分 : 자기 본분을 지켜라.

막질투莫嫉妬 : 시기하고 질투하지 마라.

제교사除狡詐 : 교활하고 간사함을 버려라.

무성실務誠實 : 모든 일에 성실하라.

순천도順天道 : 하늘의 이치에 따르라.

지명한知命限 : 타고난 명의 한계를 알라.

청심淸心 : 마음을 맑고 깨끗이 하라.

과욕寡慾 : 욕심을 적게 하라.

인내忍耐 : 참고 견디어라.

유순柔順 : 성정을 부드럽고 순하게 하라.

겸화謙和 : 겸손하고 온화해라.

지족知足 : 만족할 줄 알아라.

염근廉勤 : 청렴하고 근면하라.

존인存仁 : 어진 마음을 간직하라.

절검節儉 : 검소하고 절제하라.

처중處中 : 한쪽에 치우치지 말고 중용을 지켜라.

계살戒殺 : 살생을 경계하라.

계노戒怒 : 성냄을 경계하라.

계폭戒暴 : 포악하지 말라.

계탐戒貪 : 탐욕을 경계하라.

신독愼篤 : 매사에 신중하고 독실하라.

지기知機 : 기미를 잘 알아서 하라.

보애保愛 : 사랑을 지녀라.

염퇴恬退 : 물러나야 할 때를 알고 물러나라.

수정壽淨 : 고요함을 지녀야 한다.

음즐陰騭 : 숨어서 남을 해치지 마라.

이 30가지 맛을 잘 씹어(음미) 때를 가리지 말고 수시로 따뜻하게 복용한다.

② 和氣丸

이 화기환和氣丸도 같은 맥락의 처방이라 할 수 있다. 이것 역시 물질적인 약이 아니고, 참을 "인忍"자를 지칭하는 것이다. 마음심[心] 위에 칼날[刀]이 놓였으니 군자는 이를 받아들여 잘 간직하면 덕을 쌓게 되며 재災자는 시내[川] 아래 불[火]이 있으니 소인은 분함을 참지 못해서 자신의 몸을 망치게 된다.

사람이 몹시 화가 나거나 답답하여 숨이 막히거나 얼굴이 빨개지고 귀까지 빨개지고, 온 몸이 불같이 달아오르는 것은 의원들도 어쩌지 못하는 증세인데, 이때

이 화기환을 한 알씩 먹게 한다는 것이다.

태백진인太白眞人이 말하기를 "세상 사람들이 복福을 구하며 재앙을 면하게 해 달라고 경經을 외우고 있으나 경을 입으로만 외울뿐이니 어찌 보補가 되겠는가?"

입으로 경을 읽고 비는 마음과 다르다며, 이는 밖에서만 구하고 내면에서 구하지 않는 겉수행에 불과한 것으로서 경을 부지런히 외우면 도사道士로 신선이 되고 화상은 성불成佛하는데 도움이 될 것이다.

또 태백진인太白眞人의 말을 인용하여 "나에게 삼부경三部經이 있는데, 모두 여섯 글자밖에 안되지만 도사가 정성껏 읽으면 신선이 될 것이요, 불자가 읽으면 부처가 될 것인데, 그것은 첫째 인忍이요, 둘째 방편方便이요, 셋째 의본분依本分이다."라고 하면서 누구나 이를 마음에 간직하고 살면 무병장수할 것이며 복도 받을 것이라 하였다.

만약에 자신이 복을 받지 못하면 자손에게라도 내리게 될 것이다.

이것 역시 마음을 중요시 하는 처방이다. 즉 매사를 참고 마음을 가다듬어야 하며, 무리하지 않게 일을 처리하고, 본분을 지켜야 한다는 것인데, 이것은 다른데 있는 것이 아니고 사람들 마음속에 있다는 것이다. 마음의 안정이야 말로 건강의 비결이라는 처방인 것이다.

③ 養生之法

ⓐ음식물의 소화를 위해 비장脾臟을 보호해야 한다는 것이다. 즉 비장은 음악을 좋아한다. 야식을 많이 하는 것은 비장에 해가 된다. ⓑ술은 적당히 마셔야지 과음하면 신장과 폐를 망가뜨리고 여러 가지 병을 만든다. ⓒ차(茶)는 아무 때나 많이 마시면 안 되는데, 그것은 하초下焦를 허하게 하고 또 냉하게 하기 때문이다. 그러므로 배부를 때 조금 마시는 것이 좋다. ⓓ바람을 조심해야 한다. 즉 앉는 자리나 자는 자리에 바람이 통하는 것은 좋지 않다. 특히 노인의 경우 더욱 조심해야 한다. ⓔ음식을 만들 때 오미五味(酸·辛·鹹·苦·甘)를 적당히 사용해야지 무슨 맛이든 지나치면 내장을 상하게 하니 싱겁게 먹어야 한다. ⓕ한 가지를 오래 계속하는 것은 좋지 않다. 즉 오래 보거나, 오래 앉거나, 오래 걷거나, 오래 서 있거나 하는 것들이 모두 내장內臟과 근골筋骨을 상하게 한다. ⓖ너무 하는 일이 없으면 나태해지고 병이 생긴다. 너무 바빠도 나쁘지만, 하는 일이 없으면 운동 부족이 되어 경맥은 불통하고 혈맥이 굳어진다. ⓗ누워 잘 때는 몸을 옆으로 하여 구부리고 자는 것이 좋

다. 그래야 심기가 편해지는 것이다. ⓘ머리를 자주 빗으면 풍을 예방할 수 있고 눈이 밝아지지만, 목욕을 자주 하는 것은 좋지 않다. ⓙ여름에는 신장腎臟의 기능이 약해지기 때문에 노소를 막론하고 더운 음식을 먹어야 가을에 토사吐瀉 곽란癨亂의 염려가 없다. 배가 항상 따뜻한 사람은 병에 걸리지 않고 혈기血氣가 왕성한 법이다. ⓚ여름철에는 몸가짐과 여색을 조심하고 분노하지 말고 기호嗜好를 줄여야 한다. 찬 물로 세수하거나 찬 것을 많이 먹는 것도 해롭다. ⓛ봄과 여름에는 아침에 일찍 일어나고, 가을과 겨울에는 조금 늦게 일어나는 것이 좋다. ⓜ후한後漢의 왕진王眞은 항상 혀 밑에서 옥천玉泉(침)을 만들어 삼키기를 즐겨했는데, 이를 태식胎息이라 하였다. 손진인孫眞人이 말하기를 "머리는 빗질을 많이 하고, 손바닥으로 얼굴을 자주 문지르고, 아래 윗니를 자주 딱딱 맞추고, 거기서 생겨나는 침을 삼키고, 이렇게 해서 기를 연정鍊精하도록 하라. ⓝ손바닥을 비벼 눈에 대거나 이마와 콧대의 양쪽, 귓바퀴를 문지르는 것이 건강에 좋다. ⓞ사람이 앉아 있을 때는 항상 배를 좌우로 문지르고, 어깨를 수 십번씩 두드리면 혈기血氣가 잘 통해서 질병에 걸리지 않는다. ⓟ옛 사람이 비유하여 이르기를 "색욕色慾은 얼음 통에 끓는 물 붓기요, 깃털 꾸러미로 싼 불이라 했으니" 조심하라.

위에서 열거한 양생법의 요점은 소화消化·음주飮酒·음다飮茶·피풍避風·신오미愼五味·운동運動의 중요성重要性·수면습관睡眠習慣·다즐多櫛·하절음식夏節飮食 및 하절생활지침夏節生活指針·기련정법氣鍊精法·안면안마顔面按摩·여색절제女色節制 등이라 할 수 있는데, 이러한 양생법은 알고 있어도 실천하기가 매우 어려운 것이기 때문에 엄격한 교육을 받고 높은 교양을 갖춘 소수의 사대부들에게나 가능한 것이었다고 하겠다.

양생지법養生之法을 자세히 살펴 보면 다음과 같다.

●비脾는 음악을 좋아한다.

밤에 음식을 많이 먹으면 비장이 삭여 내지 못한다. 『周禮』에 의하면 "음악소리는 음식을 권하게 되며, 비장은 음성音聲을 좋아해서 관현의 소리를 들으면 음식을 잘 삭여 준다고 하였으며 음성은 모두 비장에서 나온다.

여름철에는 밤이 짧으므로 늦게 저녁을 먹거나 잘 씹지 않는 것은 비장에 무리가 생기고 소화가 잘 되지 않으므로 조심해야 한다.

●술[酒]은 사람의 성정性情을 즐겁게 하여 혈맥血脈을 잘 통하게 하나 과過하면 풍을 불러들이고, 신腎을 상하

게 하며 장腸을 썩게 한다.

밥을 과하게 먹은 후에 마시는 술은 아주 나쁘니 피해야 한다.

술을 급하게 마시면 폐肺가 상하니 폐는 오장五臟 중에서 가장 중요한 것으로서 상하게 되면 안된다. 술이 깨지 않는 상태에서 갈증이 난다고 해서 물이나 차茶를 많이 마시면 술을 신장으로 끌어들여 독기毒氣가 몸에 침입하여 허리와 다리가 무거워지며 방광이 냉해지고 아프며, 붓기도 하며 소갈병, 연역병이 생긴다.

차茶를 시도 때도 없이 마셔서는 안되는데 많이 마시면 하초下焦를 냉하게 만든다.

오직 밥을 먹은 후에 한 잔의 차는 무방하나 이는 차가 밥을 소화시킬 수 있기 때문이며, 속이 비었을 때는 더욱 기피해야 한다.

●사람이 앉거나 누울 때 바람[風]이 있으면 속히 피해야 하며 그냥 견디면 안된다.

특히 노인들은 몸이 여위고 약해져서 풍사風邪의 해를 입기 쉬우며 처음에는 못느끼나 몸에 손상을 받게 되니 한 여름이라도 바람을 많이 맞거나 술에 취했을 때는 부채질을 하는 것이 좋지 않다.

오래 사는 길을 배운 사람이 있었는데 두통으로 고생

하는지라 팽조彭祖께서 침실을 살펴보니 머리 두는 곳에 구멍이 있어 찬바람이 들어오는지라. 막은 뒤에는 아픔이 없어졌다.

•다섯 가지 맛[五味]을 알맞게 쓰면 심신心神이 상쾌하여지고 많이 쓰면 각 장부臟腑에 손상을 가져온다.

신맛[酸]이 많으면 비장을 상하고, 매운맛[辛]이 많으면 간장이 상하고, 짠맛[鹹]이 많으면 마음이 상하고, 쓴맛[苦]이 많으면 폐肺를 상하며 단맛[甘]을 많이 쓰면 신장을 상하게 된다.

이것은 오행五行에서 일컫는 자연의 이치로서 처음에는 느끼지 못하나 오래 지나면 중한 병이 된다.

•어떤 것(일)을 오래 보고 있으면 마음을 손상하게 되고, 오래 앉아 있으면 비장에 손상을 입히게 되며, 오래 누워 있으면 기氣를 손상하게 되고, 오래 걸으면 간과 근육에 손상을 입게 되며, 오래 서 있으면 신腎을 상하게 되고 뼈에 손상을 입힌다.

공자孔子께서 "살아가는 데는 항시 한 곳에 머물지 말고 자리를 옮겨야 한다."는 것은 이 때문이다.

•사람이 노동을 하게 되면 지쳐 권태로움이 있어서 대개 무거운 일을 피하고 가벼운 일만 꾀하게 된다. 고로 한가한 사람에게 많이 생긴다.

이 병은 한가하고 편암함을 즐기는 사람이 운동을 게을리하고 기운을 쓰는 일이 적어 포식하고는 앉거나 누워서 지내므로 경맥硬脈이 통하지 않고 혈맥血脈이 응고 됨으로서 생기게 된다.

고로 귀인貴人은 겉으로는 즐겁게 보이지만 마음은 괴롭고, 천인賤人은 마음은 편안하고 가벼우나 모습은 괴롭고 고통스러워 보인다.

귀인은 하고 싶은 일[嗜好]이 많아 시도 때도 없이 금기사항을 행하고, 진수성찬 음식을 먹고 바로 누워 자기도 한다. 그러므로 사람은 항상 힘을 사용하되 극도로 피로하지 않도록 하면 혈맥이 물처럼 잘 흐르게 되는데 이는 흐르는 물이 썩지 않고 문지방이 좀 먹지 않는 것과 같은 이치이다.

•사람이 잘 때에는 무릎을 옆으로 구부리고 자면 좋은데, 이는 사람이 잠에서 깨어났을 때 몸을 펼치면 정신이 흩어지지 않기 때문이다.

대개 똑바로 누워 자게 되면 마귀를 불러들이게 되는데 공자孔子께서 "잠을 잘 때에는 시체처럼 하지 않는다."고 한 것은 이 때문이다.

•머리빗기를 자주하면 풍을 제거하고 눈이 밝아진다. 그러므로 도道가에서는 새벽에 일어나 항상 120번

씩 빗질을 한다. 목욕을 자주 하면 마음과 배를 상하게 하여 사람이 권태로워진다.

•잠잘 때는 말을 하지 않는 것이 좋은데 오장五臟은 종鐘과 같아서 매달리지 않으면 소리를 내지 않기 때문이고, 잠잘 때 불을 밝혀두면 사람의 마음이 불안해진다.

•여름철은 정신이 산만하여 이탈되는 시기이므로, 마음(심장)은 왕성하나 신장腎臟은 쇠약해지고 가을까지 물로 화化했다가 겨울에는 응고하게 되므로 아껴 보존해야 한다.

그러므로 여름철에는 노소老少를 가릴 것없이 끓여서 더운 음식을 먹어야 가을철이 되어도 토사, 곽란에 걸리지 않으며 뱃속을 항상 따뜻하게 하는 사람은 병이 생기지 않으며 혈기가 저절로 장성將盛하게 된다.

•여름철이 되면 군자라도 몸을 다스려 조급한 행동을 하지 말고, 큰소리를 내거나 여자를 가까이 하지 말아야 하고, 크게 성내거나 거칠은 행동을 하지 말고, 지나치게 기호에 욕심을 내지 말 것이며 심기心氣를 안정시켜야 한다. 비록 한더위라도 찬물로 세수하게 되면 오장이 말라붙고 진액이 줄어든다. 찬물로 목욕을 하거나 찬 것을 먹으면 눈을 크게 상하게 한다.

지극히 자극성이 있는 찬 채소류(마늘, 당근 등)는 비록

기를 다스리기는 하나 눈과 귀가 어두워지는데 당나귀나 말이 이것을 먹으면 즉시 앞을 못보게 된다.

이러한 채소류는 시도 때도 없이 먹어서는 안되니 이는 여름에 국한된 것이 아니며 노인은 더욱 금해야 한다.

•겨울철은 천지(자연)가 다 닫혀 있어 혈기 또한 감추어지는 계절이므로 병이 있어도 땀을 내지 말아야 한다. 옛날에 세 사람이 아침 안개속을 가는데 한 사람은 공복이고, 한 사람은 죽을 먹었고, 또 한 사람은 술을 마셨는데 공복으로 떠난 사람은 죽고, 죽을 먹은 사람은 병을 얻었으며, 술을 마신 사람은 건강하였으니 이는 적당한 양의 술은 능히 서리와 이슬을 이겨내고 나쁜 기[邪氣]를 물리치기 때문이다.

•길을 가다가 갑자기 회오리 바람이나 번개, 우뢰가 치고 어두워지면 마땅히 집안으로 들어가야 사람이 손상을 입지 않는다. 그 당시는 깨닫지 못하지만 오래 지나면 병이 된다. 봄과 여름에는 일찍 일어나야 하고 가을과 겨울철에는 푹 자되 해가 뜬 후에 일어나거나 닭이 울기 전에 얼어나서는 안된다.

•입 안에 고이는 물을 화지華池 또는 옥천玉泉이라 한다. 황정경黃廷經에는 "옥천에는 맑은 물을 영근靈根에 보급해

주는 것이니 이를 계속 행하면 장생할 것이다."하였다.

태식론胎息論에 이르기를 "기를 얻기 위해서는 밤중 자子시 이후에 눈을 감고 동쪽을 향하여 반좌하여 앉아서 하~(呵)하고 세 차례 몸 안에 있는 묵은 기氣를 토해낸 뒤에 숨을 멈추고 있다가 코로 맑은 기를 몇 모금 마신다. 혀 밑에는 두 개의 구멍이 있어 신腎과 통해 있는데 혀를 입천장에 대고 잠시 있으면 진액津液이 저절로 나와 입 안에 가득 차는데, 천천히 삼키면 오장으로 들어가서 기를 단전으로 돌아가게 한다. 이는 자子시가 지나 축丑시 전에 못하면 인寅시 전에 해도 좋으며 누워서 해도 좋으나 베개를 높이 하지 않는 것이 좋다."하였다.

●한漢나라 때 괴경蒯京은 나이 120세에도 건장했는데 말하기를 "옥천(침)을 먹고, 고치叩齒 즉 아래, 윗니를 27번 부딪쳤는데 이를 연정練精이라 한다."했다.

후한 때 옥진玉眞이란 사람은 항상 혀 밑의 옥천을 마셨는데 이를 태식胎息이라 하였다.

손진인孫眞人은 말하기를 "머리는 빗질을 많이 하고 손은 얼굴을 자주 문지르며 이는 아래, 윗니를 자주 마주치고 침을 항상 삼켜야 하며 기는 정연하여야 한다."했다.

이 다섯 가지는 『황정경』에서 "사람이 죽지 않으려면

곤륜崑崙을 닦으라."고 한 내용이다.

•두 손을 마주 대고 뜨겁게 비벼서 두 눈을 닦기를 27번 하면 눈에 장애가 없어져 밝아지며 풍이 생기지 않으며 신기腎氣를 보해 준다. 자주 이마를 문지르는 것을 천정天庭을 닦는다고 하는데, 머리카락이 붙은 이마를 27번 문지르면 자연히 얼굴에 광택이 나고 주근깨가 있는 사람에도 좋다.

또한 가운데 손가락으로 코의 양쪽을 2~30번씩 뜨겁게 문지르면 소위 중악中嶽에 전달되어 폐를 윤택하게 하며, 또 손으로 귓바퀴를 많이 문지르면 성곽을 닦는다고 하여 신기腎氣를 도와주고 귀가 먹는 것을 방지한다.

•사람이 항상 앉아 있을 때는 양손을 넓적다리 위에 올려 놓고 어깨를 좌우로 수십 번씩 쳐주면 혈기血氣가 통하여 모든 질병에 걸리지 않는다.

옛사람들은 여인을 탐내는 것은 찬얼음 잔에 물을 붓는 것이나 깃털이나 마른섶에 불을 붙이는 것과 같은 것으로 비유하였는 바 가히 삼가해야 한다.

④ 治心

마음을 다스리는 법을 말하는 것이다.

구선臞仙께서 말씀하기를 "마음은 신명神明의 집인데

가운데는 비어 있고 직경이 몇 치에 지나지 않지만 신명神明이 거처하여 사물을 다스리는 곳이다."라고 하였다.

마음은 사리가 흩어져 어지러운 것 같고, 놀라거나 축 처지는 것 같아 두려워 하거나, 근심하거나, 기뻐하거나, 성을 내거나 하면 하루 한식경의 사이에도 수시로 뜨겁기가 불같아 지는 것이다.

그러므로 마음에 신이 머물지 아니하면 좀먹게 되고 밝음이 머물지 않으면 없어져 버린다.

도道는 항상 스스로 깨우치기가 어려운 일이다.

누가 말하기를 "깊이 삼가고 선을 행하더라도 한 번이라도 과욕을 부린다면 선하지 않는 것이다."라고 하였으니, 이 마음이 들 때 얼른 착함으로 되돌아 가면 마음은 거울과 같아지며 분하고 원통한 일이 생기면 그 일을 원수처럼 생각하여라.

내가 선한 마음으로 상대방의 분한 마음을 다루면 풀릴 것이나, 이를 풀지 않으면 내 삶에 해害가 된다.

칠정七情과 육욕六欲이 모두 마음속에서 생겨나는 것으로서 마음이 고요하면 신명神明에 통했다고 말하며 모든 일을 미리 내다보기도 하고, 집밖에 나가지 않아도 천하를 알게 되고 밖을 내다보지 않아도 하늘의 이치[道]를 볼 수 있을 것이다.

대개 마음은 흔들리지 않는 물과 같아서 오래 고요히 있으면 그 밑까지 볼 수 있게 되는데 이를 영명靈明이라 한다. 마음이 고요해서 원기가 든든하면 만병이 생기지 아니하며 능히 오래 살 수 있을 것이나 만약 한 가지 생각이 싹트면 신神이 밖을 돌아 기氣가 안에서 혼란해져 백병이 생겨 나는데 이도 모두 마음에서 생기는 것이다. 모름지기 양생을 다스리면 하늘이 질병을 내리지 않으니 이것이 마음을 다스리는 방법이 된다.

⑤ 導引法

그림과 함께 설명하고 있는 이 도인법導引法을 뒤에 일일이 설명할 것이며 그 종류를 열거하고자 한다. ⓐ고치삼십육叩齒三十六 : 마음을 가다듬고 책상 다리를 한 후 두 손으로 곤륜崑崙(후두 부분)을 감싸듯 하고, 위·아랫니를 36번 마주친다. ⓑ천고이십사天鼓二十四 : 조용히 아홉 번 숨을 쉬고 손가락으로 귀 뒤를 튕기는데 이것을 24회 반복한다. ⓒ파감천주擺撼天柱 : 천주혈天柱穴(大陵穴)을 잡고 흔드는 것. ⓓ적룡교수혼赤龍攪水渾 : 침을 한 입 만들어 세 번에 나누어 마신다. ⓔ폐기악수열閉氣握手熱 : 두 손을 꽉 잡고 추켜올린 다음 화끈해지도록 폐기와 호흡을 계속한다. ⓕ배마후정문背摩後精門: 두 손을 뒤로 돌려 허리 뒤 신당腎堂(신장 부위) 근처를 36번 꽉꽉 주무른다. ⓖ좌우녹로전左右轆轤轉: 두 팔을 모두 허리 뒤로 돌려 주먹을 쥔 다음 어깨를 올렸다 내렸다 흔들기를 36번 계속한다. ⓗ차수쌍허탁叉手雙虛托: 두 손을 깍지 끼고 높이 추켜올린다. 이 때에 자세가반삐뚤어지면 안 된다. ⓘ저두반족빈低頭攀足頻: 머리를 낮추어 허리를 구부리고 두 손으로 발바닥 중심부를 잡고 끌어당긴다. 13번 정도 계속한다. 이렇게 해서 도인의 여러 과정을 마치게 되는데, 끝마무리는 적룡교수혼赤龍攪水渾을 세 번 되풀이하면 된다. 이 도인법은 갑자甲子일(그 달의 첫날) 밤중에 일어나서 자시子時부터 시작하는데, 먼저 입안의 기氣가 나가지 않게 코로 조용히 숨을 쉬면서 행한다. 이것을 자시 이후부터 오시午時 전에 한 번씩 행하거나 낮에도 한 번 더 하는 것이 좋다. 이 방법을 오래도록 계속하면 질병이 없어지고 몸이 훨씬 가벼워지는 것을 느낄 수 있다. 게으름을 피우지 말고 부지런히 이 도인법을 실행하면 곧 선도仙道에 이를 수 있다.

이상으로 퇴계의 《活人心方》에 수록되어 있는 도인법을 간략히 살펴보았다. 이러한 도인법은 중국에서 고대로부터 행해져 온 일종의 건강을 위한 의료체조법

醫療體操法이라 할 수 있다. 이것을 의료체조라 하는 것은 동양 최고最古의 의서인 《黃帝內經》에 이미 이것을 치료 수단으로 활용하고 있는 것으로 보아 그러하다. 조선시대의 양생사상과 도인에 대하여는 이진수의 연구[56]가 있으나, 퇴계가 이러한 도인법을 어떻게 수련하였고 또 어떠한 효과를 얻었는지에 대하여는 구체적으로 언급하지 못하였다.

그것은 요즈음처럼 도장을 만들어 집단적으로 또는 사범의 지도를 받아 수련하는 것이 아니라, 대부분의 사람들이 개인적으로 이러한 책을 통해 수련을 한 것이어서 기록을 남겨 놓지않은 이상 그 상세한 수련 과정을 알 수 없었기 때문이다. 따라서 이황이 이 책에 있는 도인법을 어느 정도 숙달했는지는 알 수 없다.

그러나 그가 "천선天仙은 원치 않으나 지선地仙은 되고 싶다(不願天仙作地仙)"[57]라는 희망을 말한 것으로 보아 자신이 필사한 《活人心方》, 특히 그 안에 들어있는 도인법과 같은 직접적인 신체운동의 수련이 어느 정도의 건강을 유지할 수 있도록 해주었기 때문이 아닌가 한다. 그리

56) 李鎭洙 : 朝鮮養生思想의 成立에 關한 考察(其1)-導引을 中心으로-, 《石堂論叢》 9輯, 東亞大學校, 1984 參照.

57) 車柱環 : 《韓國道敎思想硏究》, 서울, 한국문화연구소, 1978, p. 75.

고 퇴계는 건강을 위해 투호投壺와 정좌靜坐를 즐겼다 하였는데[58], 이 중 투호는 궁중에서 행하던 운동이지만 정좌는 도인의 기본자세로 추정되는데, 그가 이렇게 정좌를 즐겼다면 도인법에 상당히 능숙했을 가능성이 많다고 생각된다.

도인법道引法을 다시 한 번 자세히 살펴 보기로 한다.

•눈을 감고 고요한 마음으로 앉는다.

–생각없이(無念無想) 책상다리를 해서 앉아 있는다.

•주먹을 살며시 쥐고 아래, 윗니를 36번 마주치며 양손으로 머리 뒷부분을 감싼다.

–손은 목뒤로 향해 깍지 끼고 조용히 숨소리가 들리지 않도록 하~(呵)하고 숨을 내쉬고, 들이킴에 있어서도 숨소리가 들리지 않아야 한다.

•좌우로 천고天鼓를 울리는데 24번 들리도록 한다.

–양손바닥으로 양쪽귀를 감싸고 먼저 둘째 손가락으로 누르며 가운데 손가락으로 뒷뇌를 24번 튕겨 준다.

•천주天柱를 조금 흔든다.

–주먹을 쥐고 좌우의 어깨가 보이도록 목을 24번

---

58) 李熙大 : 退溪의 健康秘方과 活人心方, 《論文集》 7輯, 大邱韓醫科大學, 1989, p. 37 參照.

흔든다.

- 적룡赤龍(혀)으로 입 안의 양볼을 젓는다.

  –적룡이란 혀를 말하는데 좌우의 볼을 고루 저어 진액이 생기도록 한다.

- 침을 씻기를 36번 한다.

  –고수라고도 한다.

- 신수神水가 입 안에 가득하면 세 번에 나누어 마신다.

  –진액을 세 번에 나누어 소리(꼴깍)을 내어 마신다.

- 용龍을 행하면 호虎가 스스로 내닫는다.

  –진액을 용이라 하고 기를 호라 한다.

- 기氣를 닫고 손을 마찰시켜 열을 낸다.

  –코로 맑은 기를 들여마셔 잠시 숨을 닫고 있다가 손을 마찰시켜 열을 내어 서서히 코를 감싸며 코를 통하여 기를 내보낸다.

- 손등으로 정문精問을 마찰한다.

  –정문이란 외신外腎으로서 손바닥을 합쳐 마찰한 후 주먹을 거두어 들인다.

- 한 입에 가득찬 기를 다시 닫는다.

- 볼이 배꼽을 태운다고 상상한다.

  –입과 코에 기를 닫고 마음의 불을 아래 단전丹田으

로 보내며 아주 뜨겁다고 느끼면 다음 법을 시행한다.

• 좌우로 녹로轆轤를 돌린다.

– 머리를 구부리고 양어깨를 36번 흔들어 단전의 불이 쌍관을 뚫고 뇌호에 들어간다고 상상하고 코로 맑은 공기를 받아들여 잠시 닫고 있으면 된다.

• 양다리를 곧게 편다.

• 양손으로 허공을 때린다.

– 양손을 서로 엇갈리게 잡고 허공을 세 번 또는 9번 친다.

• 머리를 숙여 발을 잡는다.

– 두 손으로 앞을 향해 뻗은 발바닥 잡기를 13번 한 후 발을 모아 단정하게 앉는다.

• 진액이 되돌아 오르도록 한다.

– 목이나 입 안에 침이 생기는데 만약 생기지 아니하면 혀를 다시 움직여 침을 만든다.

• 다시 입 안을 혀로 닦아내어 침을 삼키고 이를 세 번하고 신수神水를 9번 삼킨다.

– 36번 해서 입에 가득한 침을 세 번 나누어 마시니 9번이 된다.

• 침이 솟아나고 소리가 들리도록 미끄럽게 넘어가서

순환이 잘 되면 백맥이 고르게 되고 물수레가 구르듯이 된다.

- 어깨와 몸돌리기를 24번, 녹로轆轤 돌리기를 24번 한다.

• 불이 나듯이 온몸을 태운다.

- 단전의 화기가 서서히 올라 오면서 몸을 태운다고 상상하면서 입과 코로는 잠시 숨을 닫는다.

• 사기邪氣가 가까이 오지 못하고 꿈속에서도 혼탁한 기운이나 추위, 더위는 물론 재앙이나 질병이 침범치 못한다. 이는 자시子時 이후 오시午時 이전에 시행하지 않으면 건곤乾坤의 조화에 따를 수 없으며 이 방법으로 시행했을 때 모든 순환이 순조로와 지는데 이는 팔괘八卦의 이치에 따라 좋아지는 이유이다.

• 이 비결은 갑자일甲子日 밤중에 일어나서 시행하는데 그때는 입으로는 기를 내뿜지 않으며 코로만 청기를 내쉰다. 매일 자시에서 오시 사이에 한 번씩 한다. 밤낮으로 3번씩 이 비결을 오래 지속하면 질병이 제거되고 몸이 가벼워 짐을 느낄 것이니 부지런히 닦으면 선도仙道에 이르게 될 것이다.

도인법導引法을 그림으로 설명하면 다음과 같다.

〈그림 1〉 이 부딪치기 하고 귀 뒤 튕겨주기

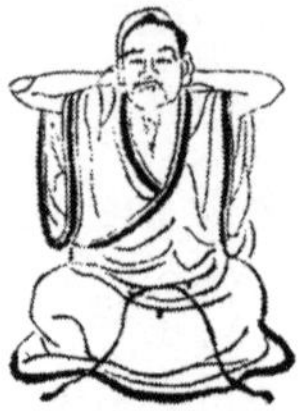

눈을 감고 명상한 다음 책상다리로 편안하게 앉은 상태에서 아래·윗니를 36번 마주친다. 또 두 손을 머리 뒤에 깍지끼고 손가락으로 24번 튕겨준다.

〈그림 2〉 손목잡고 고개 치켜 올리기

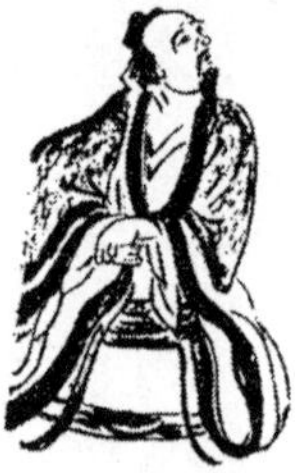

손목을 좌우로 잡고 고개를 잡힌 팔의 반대쪽으로 각 24번씩 치켜 올린다.

〈그림 3〉 혀를 저어 침을 만들어 삼키고 팔올리기

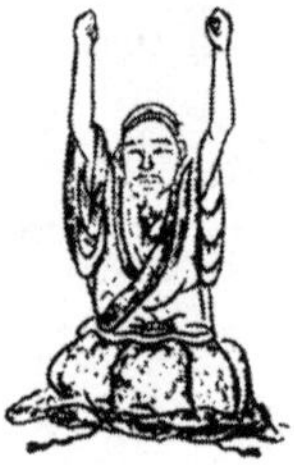

혀를 좌우로 36번 굴려서 생긴 침을 3번에 나누어 삼키고 두 손을 비벼서 팔을 머리 위로 들어 올린다.

〈그림 4〉 양손으로 외신外腎 문지르기

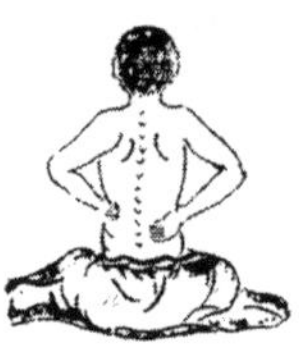

허리 뒤 신당腎堂을 양손으로 36번 이상 문지르고 단전으로 기를 돌린다.

〈그림 5〉 한 팔을 뒤로 돌려 주목을 허리

에 대고

어깨 흔들기

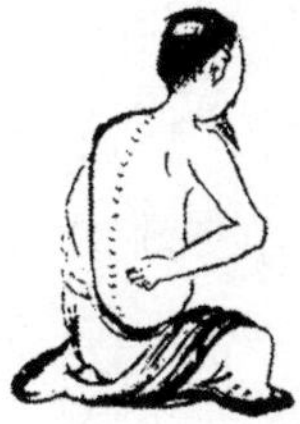

머리를 앞으로 숙이고 한쪽팔을 뒤로 돌려 주먹을 쥐어 허리에 대고 어깨를 36번 올렸다 내렸다 흔든 다음 다시 바꾸어 한다.

〈그림 6〉 두 주먹을 허리 뒤에 돌려대고 어깨 흔들기

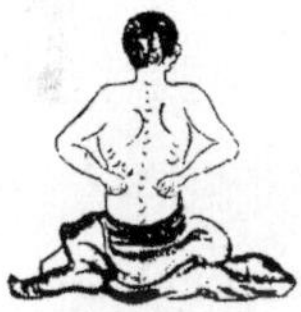

두 손을 주먹 쥐어 허리 뒤에 대고 어깨로 36번 올렸다 내렸다 하고 두 다리를 쭉 편다.

〈그림 7〉 두 손을 깍지 끼고 위로 올리기

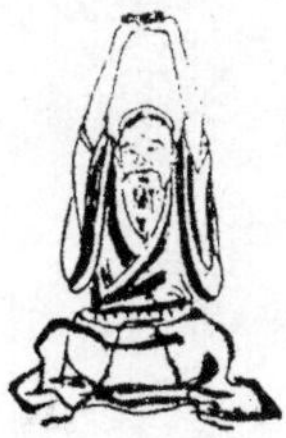

두 손을 깍지끼어 손바닥으로 하늘을 밀어 올리는 기분으로 3번에 9번 치켜 올린다.

〈그림 8〉 양손으로 발을 잡고 끌어 당기기

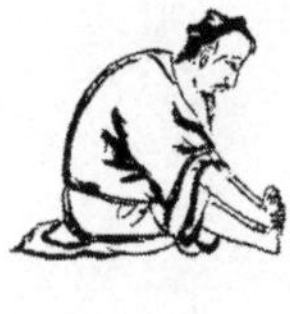

자리에 앉아 양발을 뻗치고 두 손으로 발바닥 중심부를 잡고 끌어 당기기를 13번 정도 한 다음에 다시 반좌의 자세로 앉는다.

⑥ 去病延壽六字訣

이것은 병을 제거하고 오래 살 수 있는 여섯 글자의 비결을 말하는 것이다. 이것은 한마디로 말해서 입으로 토해 내고 코로 취하는 방법인데, 간肝·폐肺·심心·신腎·삼초三焦 등을 튼튼히 하는 호흡운동을 말하는 것이다. ⓐ취吹－신기腎氣－, 촛불을 훅 불어 끌 때의 모양으로 신기腎氣를 도와준다. 사기邪氣를 내불어 없애 버리면 장수할 수 있다. ⓑ가呵(하, 호어, 훠)－심기心氣－, 하하 웃는 모습으로 심기心氣를 도와준다. ⓒ허噓(휴)－간기肝氣－, 한숨 쉴 때처럼 기를 내뿜는 것으로 간기肝氣를 돋군다. ⓓ히呬(ᄉᆞ, ᄉᆞᆺ)－폐기肺氣－, 숨쉬는 소리로 볼 때 폐肺를 앓는 사람은 숨소리가 거칠게 된다. 날마다 숨소리를 가다듬어 나가면 자연히 좋아진다. ⓔ호呼(후)－비기脾氣－, 추울 때 따뜻한 입김을 내뿜는 모습으로 비기脾氣를 돕는다. ⓕ희嘻(히)－삼초三焦－, 열이 날 때 누워서 끙끙 앓는 소리 같은 것으로 삼초三焦를 다스릴 때 쓴다[59].

59) 이 여섯 글자는 호흡운동을 할 때 숨을 내쉬는 모습을 나타내는 것으로 생각되는데, 한자 발음과 우리말의 발음이 다른 것을 분명히 구별하기 위해 한글로 발음을 표기한 것으로 생각된다. 그중에서 呵(가)는 古音이 "하"인데, 퇴계는 이를 "호어"(또는 "훠")로 표기하였고, 噓(허)는 "휴"로, 呬(희·사)는 "ᄉᆞ"(또는 "ᄉᆞᆺ")으로, 呼(호)는 "후"로, 嘻(희)는 "히"로 표기하고 있다. 그러나 이러한 당시의 발음이 현재 우리의 그것과 차이가 있을 것으로 생

이 책에서는 코로 숨을 들이쉰 다음 입으로 이러한 여섯 가지 소리를 내면서 숨을 내쉬면, 5기氣와 삼초三焦를 튼튼히 해 주기 때문에 오래 살 수 있다고 하였는데, 이것도 다른 운동과 마찬가지로 계속 실시해야 효과가 있는 운동이었을 것이다. 이때 입으로 불어내는 소리가 한자漢字로 표기되어 있는 것을 이황이 그 옆에 한글로 부기하여 틀리지 않도록 한 것을 볼 수 있다. 이렇게 이황이 그 소리를 한글로 특별히 적어 놓은 것으로 보아 이러한 호흡운동, 즉 거병연수육자결去病延壽六字訣은 계속 수행하지 않았나 생각된다.

좀더 자세히 살펴보면 다음과 같다.

- 사람이 소리를 냄으로서 병을 제거하여 오래 사는 여섯 자字로 된 비결秘訣을 소개하는데, 이는 한마디로 입으로는 토해내고 코를 통해서 취하는 방법이다.
- 총결總訣로는
  - 간肝이 허하면 눈의 정기가 흐려진다.
  - 폐肺가 약해지면 숨쉴 때 두 손을 마주 비비는 것 같은 소리가 난다.
  - 심心이 약하면 두 팔을 위로 재치고 기지개를 자주

각되며, 정확한 발음의 차이는 國語學者의 자문을 받아 볼 필요가 있다고 생각한다.

켰다.

–신腎이 약하면 무릎을 감싸고 웅크려 앉는 것을 자주 한다.

–비脾에 병이 나면 입이 자주 마른다.

–삼초三焦에 열이 있으면 누워서 앓는다.

•취~소리는 신기腎氣를 도와준다.

–촛불을 훅 불어 끌 때의 입모습으로 한다.

신장의 병은 물로 인해서 생기는데 병이 들면 파리해지고, 얼굴색이 검어지며 눈섶이 이그러지고, 귀에서 소리가 나는데 "취~" 소리를 자주 내면 사기邪氣를 내보내어 장수할 수 있다.

•호ㅓ~하면 심기心氣를 도와준다.

–하하 웃는 모습으로 한다.

심기가 어지럽거나 조급해지면 급히 호ㅓ~하면 신통한 효험을 볼 수 있다.

목구멍이나 입속에 부스럼이 생기고 열이 나고 아플 때는 호ㅓ~를 행하면 편안해진다.

•휴~하면 간肝의 기운을 도와준다.

–한숨 쉴 때의 모습으로 한다.

간은 혀를 주관하는 심心인데 병이 들면 시고 매운 맛을 좋아하고, 눈이 붉어지고 눈물이 많이 난다.

•스~(呬)하면 폐기를 도와준다.

-스~하는 소리를 내는 모습이다.

스~하면 침이 많아지니 가슴이 답답하고 상초上焦에 가래가 많아지거나 폐에 병이 있으면 급히 스~를 한다. 자주 하면 하루만에 편안해 진다.

•후嗅~하면 비기脾氣를 도와준다.

-추울 때 입김을 불어내는 모습이다.

비장은 토土에 속해 태창太倉이라고 하는데, 이 병에 걸리면 장이 부글부글 끓고 설사와 구토를 하는데 처방이 어렵고 고치기가 쉽지 않다. 급히 후-해서 단전을 따뜻하게 하라.

•히~는 삼초三焦를 도와준다.

-앓는 모습이다.

삼초에 병이 있으면 급히 히~하라. 옛 성인의 말씀이 "이것이 가장 좋은 의원이다."라고 하였으니 막힌 곳을 뚫으려는 법을 알려거든 이 법을 쓰지 않고는 안될 것이다

⑦ 四季養生歌

이것은 사계절을 지나면서 각 계절에 따라 부르는 양생가養生歌인데, 그것을 봄에는 허噓·여름에는 가呵(하)·가

을에는 히呬·겨울에는 취吹를 읊어야 되고, 삼초三焦를 튼튼히 하기 위해서는 희嘻를, 사계절 항상 비脾의 소화력을 도우려면 호呼로 조절해야 한다는 내용을 거병연수육자결과 연관하여 읊조리게 한 것은 매우 재미있는 발상이라 하겠다.

봄에 휴~하면 눈이 밝아지고 간肝을 도우며 호ㅓ~하면 마음의 불(心火)이 저절로 가라앉는다. 가을에 스~하면 기를 거둬들여 폐가 좋아지고, 신腎장이 편안하려면 취~하면 된다. 삼초三焦에 번열을 없애려면 히~하면 되고, 사계절 내내 호~하면 비장이 좋아져 소화가 잘되는데 입과 귀로 소리내고 듣는 일을 삼가면 그 효력은 보신단保身丹보다 능가할 것이다.

심心: 정좌하고 앉아서 두 주먹을 쥐고 힘을 주어서 좌우 손이 서로 겹치기를 6번 한다.

또 정좌한 상태로 한 손은 팔의 위쪽을 잡고 잡힌 손으로는 허공을 내리치는 동작을 하되 무거운 돌을 던지듯 하는 것을 좌우 교대로 한 뒤에 두 손을 깍지 끼어 발로 손바닥을 5~6회 밟아주면 마음속의 풍사風師(風伯)가 모두 제거되어 질병을 막아 좋아진다. 이 동작이 끝난 뒤 눈을 감고 침 삼키기를 3번, 고치(아래·윗니를 부딪치는 것)를 3번하고 끝낸다.

간肝 : 정좌하고 앉아서 양손으로 서로 번갈아 가면서 무릎 아래를 천천히 3번에서 5번까지 주무른다. 또 두 손으로 팔짱끼어 위로 향하기를 3번에서 5번까지 하면 간肝에 쌓였던 풍사와 독기가 제거된다.

담膽 : 평좌하고 앉아서 발바닥을 서로 맞댄 후 양손으로 발목을 잡고 위로 들어올려 흔들기를 3번에서 5번 한다. 또 양손을 뒤로 집고 허리와 등을 들어올리기를 3번에서 5번하면 신장에 쌓였던 풍사風師와 독기를 제거할 수 있다.

비脾 : 한쪽 다리를 뻗고 한쪽 다리는 구부리고 앉아 양손을 뒤로하여 당기기를 3번에서 5번한다.

또 꿇어앉아 양손으로 땅을 집고 엎드려 호랑이의 시선으로 힘을 주어 노려보기를 4번에서 5번하면 비장에 쌓였던 풍사가 제거되어 즐겁게 밥을 먹을 것이다.

폐肺 : 정좌하고 앉아서 두 손으로는 땅을 짚고 등을 굽혔다 일어나기를 3번하면 폐에 쌓였던 풍사가 제거되고 피로도 제거된다.

주먹의 등줄기를 좌우로 번갈아 3번에서 5번하면 가슴속에 풍, 독, 사기를 제거해 주어 좋아진다.

오래 눈을 감고 있으면 침이 생기며 고치를 3번하고 그친다.

신腎: 정좌하고 앉아서 양손으로는 위에서 귀를 쓰다듬어 옆구리까지 내리기를 3번에서 5번까지 하고 또 손을 좌우로 늘려 몸을 뻗치기를 3번에서 5번한다.

그 다음 발을 앞뒤로 좌우로 흔들기를 수십 차례하면 허리와 신장, 방광에 쌓였던 풍사가 제거된다.

⑧ 主要 內臟鍛鍊法[60)]

이것은 내장內臟 각 기관의 기능을 강화하는 도인법으로서 심心·간肝·담膽·비脾·폐肺·신腎 등 각 장기臟器를 튼튼하게 함으로써 무병장수할 수 있게 하는 운동법이다. 그런데 이 운동은 그 자체도 중요하지만, 운동하는 장소의 온습溫濕·명암明暗, 운동시간, 운동시작 전의 호흡 조절, 정좌 등 기본자세를 매우 중시하는 도인법이기 때문에 본래의 목적을 달성하기 위해서는 끈기와 인내가 필수적인 운동이라 하겠다.

모름지기 수양을 하려는 사람은 방을 깨끗이 하고 분향焚香한 다음 온도와 습기와 밝기를 조절한다. 매일 밤중 이후에 생기가 돌 때나 오경에 잠에서 깨어 먼저 호ㅓ~를 하여 배 안의 탁한 기 내보내기를 1번에

---

60) 四季養生歌 다음에는 重要한 內臟 각 기관의 鍛鍊法이 있으나, 별도의 小題目이 없기 때문에 筆者가 任意로 이 題目을 붙인 것임.

서 9번까지 하거나 5~6회로도 그친다. 마음을 안정시킨 뒤 눈을 감고 고치를 36번하여 마음을 집중시킨 뒤 엄지 손가락의 등으로 눈 문지르기를 9번하고 코 양옆 좌우를 7번 문지른다.

또 양손을 마찰시켜 뜨겁게 하여 코와 입에 대준 다음 얼굴에 대고 비벼주는 것이 옛 진인眞人의 일상생활 방법이다. 그 다음 혀를 입천장에 대고 굴려서 진액이 입안에 가득차게 되는데 3번으로 나누어 마시면 위에 들어가 전신에 통하게 된다. 이렇게 3번 9차례 마시게 되면 오장五臟에 물을 대주어 얼굴에 빛이 나고 힘이 좋아질 것이니 가볍게 생각지 말고 참을성 있게 시행하라.

⑨ 保養精神

정精·기氣·신神을 보호하고 양성해야 한다는 내용의 항목으로, 그 내용을 간략히 살펴보면 다음과 같다. 정精은 신神의 근본이고, 기氣는 신神의 주인으로서 형체는 신의 집이 된다. 그러므로 정신을 너무 많이 쓰면 정이 마르고, 정이 마르면 기가 바닥이 나서 크게 피로하니 이렇게 되면 모든 것이 끝나는 것이다. 사람이 살아있는 것은 신이 있기 때문이고, 형체가 있는 것은 기가 있기 때문이다. 기가 쇠약하면 형체가 소모되니 오래 살 수 없다. 또 형체는 신의 집인데, 집이 보전되지 못하는데 어떻게 편안한 삶을 바라겠는가. 신은 기를 먹고, 형체는 음식을 먹어 여기서 기운을 얻으면 기가 맑아지고 심신이 상쾌해진다. 모름지기 신명이라는 것은 낳고 변화하는 것의 근본이며, 정기精氣라는 것은 만물의 몸이니, 그 형체를 보전하면 살게 되고 그 정기精氣를 기르면 수명을 오래 보전할 수 있는 것이다. 이로 볼 때 정기신精氣神은 서로 분리할 수도 없고 또 분리해서도 안되는 세 가지 요소로서 인간의 몸과 마음을 유지해 주는 것이므로 이것을 온전히 보호하고 양성하는 것이 건강의 비결이며, 이를 위해서 정신적·육체적 운동을 꾸준히 계속해야 한다는 것이다.

정情과 신神을 보호하여 키우는 법을 다시 한 번 살펴보면 정이라는 것은 신의 근본이고, 기라는 것은 신의 주인이며, 형상은 신의 집이 된다. 그러므로 신을 너무 많이 쓰면 메마르게 되고, 정을 많이 쓰면 바닥이 나서 크게 피로하여 죽게 되는 것이다. 이런 연유로 살아있는 사람은 곧 신이고 형에 의탁하는 것은 기이다. 만약 기가 쇠퇴하고 형태가 마모된 사람은 오래 살고져 해도 오래 살았다는 이야기를 들은 적이 없다.

그러므로 유有는 무無에서 생기고 형태는 신에 의하

여 서나니 유는 무의 큰집이고 형은 신의 집이므로 안전하지 못하면 신도 안정을 찾아 몸을 닦지 못할 것이며 기가 흩어져 혼은 허공에 떠돌게 됨을 면치 못할 것이다. 이는 집밖에 켜둔 촛불과 같아서 초가 다하면 꺼지고 제방이 무너지면 물이 머물지 못함과 같은 것이다. 몸이 고달프면 신이 흩어지고 기가 피로해지면 명이 다하여 죽게 된다.

형태가 다하면 신이 흩어지고 정령이 떠나 떠돌게 되며 한 번 떠돌게 된 정영은 되돌아 올 수 없는 것으로서 이미 죽어 썩은 사람이 살아날 수가 없는 것은 이러한 이치이다. 그러므로 혼魂을 양이라 하고, 백魄을 음이라 하는데 신은 기를 먹고, 형태는 음식을 먹어서 기가 맑아지고 신神이 상쾌해지며 형태가 탁한 기를 마시면 피로해진다.

맑은 기를 마시는 사람은 백천이라도 죽지 아니하여 하늘을 날게 되나 곡식을 먹는 사람은 백천이라도 다 죽어 형태는 땅으로 돌아간다. 사람이 죽는 것은 형태가 땅으로 돌아가고 혼만 하늘로 날아가는 것인데 백은 물과 불로 변해서 본래의 모습인 땅으로 돌아간다.

살아있을 때는 한 몸이지만 죽어서는 부서져 날아가 버리기도 하고, 땅에 묻혀 없어지기도 하는 것이 마치 한 뿌리의 나무를 불태우면 연기는 위로 올라가고 재는 땅에 남아있게 되는 자연의 이치와 같은 것이다. 모름지기 신명을 가진 사람은 살아있는 근본이 정이고, 기는 만물의 몸체임을 알고 이것을 온전하게 보전하고, 정기를 꾸준히 양생해 나간다면 오래 살 수 있을 것이다.

⑩ 補養飮食

건강한 삶을 위해서는 도인·안마·조기·방중술 등의 운동과 절제도 중요하지만, 튼튼한 육체를 유지하기 위해서 그에 못지않게 중요한 것이 음식인 것이다. 여기에서는 몸을 보補하는 음식과 술 몇 종류를 소개하고자 한다. ⓐ백탕栢湯(측백나무잎 탕) : 피를 토하거나 코피·이질·하혈 등의 증세에 좋다. 보양補養과 치병治病에 좋으며, 특히 비脾·위胃에 매우 좋다. ⓑ서여주薯蕷酒(참마주) : 이것을 장복하면 귀와 눈이 밝아지고 몸이 거뜬해지며, 해를 거듭할수록 건강하고 배고픈 것을 모른다. ⓒ지황주地黃酒 : 이것은 지수地髓라고도 하는데, 오장五臟의 손상을 막아주고 피의 유통을 원활하게 해준다. 혈맥血脈의 소통이 좋아져 강장强壯과 보양補養으로 애용된다. ⓓ무술주戊戌酒(狗酒) : 찹쌀과 개로 만든 술인데, 피를 고르게 하는데 도움을 준다. 그러나 석 잔 이상을 마시면 몸에 해롭다. ⓔ유죽乳粥(우유죽) : 누런 소젖으로 끓인 것이라야 좋으며, 이것은 원기를 크게 도와준다. ⓕ녹각죽鹿角粥 : 마비痲痺를 없애 주고 기력을 더해 주며 정수精髓를 보호해 준다. 또 뇌수腦髓를 보하고 정혈精血를 더하여 기를 북돋아 준다. ⓖ산서죽山薯粥 : 산에서 자란 것이 좋은데 이것을 흰죽과 섞어 끓여 먹는다. ⓗ산서면山薯麪(麵) : 산서로 국수를 만들고 여기에 꿀을 가미해서 먹으면 정력을 더욱 돋우어 준다.

다시 한 번 자세히 설명하기로 한다.

ⓐ백탕柏湯

측백 나뭇잎은 맛은 쓰고 따뜻한 성질이 있어 피를 토하거나, 코피를 흘리거나, 이질로 출혈하거나 하혈하는데 주로 다스리는데 오래 복용하면 몸이 가벼워지고 기를 도우며 추위나 더위를 이기고 습한 기운을 제거하고 허기를 없앤다.

어린잎을 따서 실에 묶어 큰 독에 매달고 종이로 잘 봉해두어 한 달이 지난 뒤에 보아 다 마르지 않았으면 다시 닫아 완전히 마른 후에는 가루로 하여 쓰지 않는 독에 담아둔다.

보관하는 것은 밀실도 되나 옹기에 두지 아니하면 푸

르른 잎이 바람을 맞아 누렇게 변하게 되는 경우도 있다. 백탕栢湯은 밤늦게 이야기할 때 차 대신 마시면 술이나 잠이 깬다. 그러나 차는 많이 마시면 정기를 소모하여 비위를 해치나 백탕은 대단히 유익하니 마시면 좋고 너무 써서[苦] 먹기 곤란하면 산저山箸를 가미하면 먹기에 부드럽다.

ⓑ서여주薯蕷酒

서여는 산약山藥의 하나로 산저라고도 하며, 맛은 약간 달고 따뜻하여 독성이 없다. 허하거나 피로해서 여윈사람에 좋고 오장의 번열을 제거하고 음을 보한다. 오래 복용하면 귀나 눈이 총명해지고 몸이 가벼우며 허기지지 아니한다. 해마다 산저를 쪄서 말려 껍질을 벗긴 한 근에 우유 3냥을 잘 섞어 반죽하여 계란만하게 만들어 두었다가 술 반되에 한 개씩 넣어서 먹으면 된다.

서여는 산에서 자란 것이 좋으며 10여 일 햇볕에 말려 껍질이 벗겨지면 쓸 수 있으며 옛 의서에서는 "서여는 성질이 양凉해서 개고기탕 보다 더 유익하고 양기를 도운다."라고 하였다.

ⓒ지황주地黃酒

지황의 맛은 달고 쓰며 서늘하여 독이 없다. 오래 복

용하면 몸이 가볍고 늙지를 아니하여 지수止髓라고도 부르는데 오장과 내장을 보해주고 피의 흐름을 유익하게 하며 기력을 도와 귀와 눈을 밝게 해 준다. 쌀 한 말에 생지황 세 근을 넣어 쪄서 누룩에 버물어 두었다가 술이 익으면 먹게 된다. 그러면 얼굴의 혈색이 좋아진다.

ⓓ무술주戊戌酒

찹쌀 세 말을 찐다. 개 한 마리를 진흙같이 즙이 되도록 고와 그 물을 찹쌀밥에 누룩과 같이 잘 섞어두면 숙성된다. 공복에 한 잔씩 마시면 원기를 도우며 특히 노인에게 좋다.

본래 술이란 피의 흐름을 고르게 하고 석 잔이상 너무 마시면 오장을 상하게 하며 성품을 거칠게 하며 발광하게 되는 일이 있으니 더욱 조심해야 한다.

ⓔ유죽乳粥

우유의 맛은 달고 독이 없다. 생우유는 찬 성질이 있으나 익히면 허한 것을 보해주고 번갈(갈증)을 멈추게 하며 풍과 열을 제거하여 피부를 윤기있게 하고, 심과 폐를 든든하게 길러 열과 풍을 해소한다.

황우의 젖을 써야 하며 수우(물소)의 젖은 안 쓴다. 죽을 쑬 때는 죽이 반쯤 익으면, 쌀물은 버리고 대신 우유를 넣어 끓이고 다 끓인 뒤에는 대접에 담아둔다. 대접에 진수眞酥 반냥을 붓고 녹으면 기름기가 죽을 덮을 것이니 이때 먹으면 단맛이 나며 원기를 돋구는 데는 비길데 없이 좋다.

ⓕ녹각죽鹿角粥

녹각의 맛은 달고 독성이 없으며 마비를 없애주고 기력을 도와주어 정수를 보하게 하고 음기를 도운다.

새 녹각으로 쓰는데 녹각을 한 치씩 잘라 흐르는 물에 3일간 담가 깨끗이 씻어 단지에 넣고 뽕잎으로 주둥이를 막아 기氣가 새지 않게 해야 하며 센불로 끓이는데 물이 졸아들면 다시 물을 부어가면서 하루 종일 끓여야 한다.

그 다음 녹각을 추려내어 감자를 삶듯 은은한 불에 연하게 될 때까지 졸이되 연하게 되지 않으면 다시 끓여야 하는데 기氣가 새지 않게 해야 하며 기氣가 새면 잘 익지 않는다. 다 익으면 끄집어내어 말려서 가루를 만들어야 되는데, 즙을 깨끗한 면으로 받쳐서 걸러내어 식혀 묵같이 되었을 때 이를 바람에 말려 녹각교膠를 만든다.

죽 한 그릇에 녹각가루 오전五錢과 소금 한 스푼을 넣어 따뜻이 해서 먹으면 뇌수를 보하고 정혈精血을 더하여 원기가 왕성해 진다.

ⓖ산서죽山薯粥

산서는 산에서 캔 것이 좋고 집에서 키운 것은 맛이 없다.

껍질을 벗기어 곱게 찧어서 가루로 만들어 죽 한 그릇에 두 홉을 넣고 꿀 두 숟가락을 넣어 잘 섞은 다음 끓여서 먹는다.

ⓗ산서면山薯麵

산서를 캐어 껍질을 벗기고 얇게 썰어 햇볕에 잘 말린다. 이것을 곱게 빻아 채로 쳐서 국수를 만들어 우유와 꿀을 가미해서 먹으면 정력을 돋구어 준다.

이상으로 《活人心方》의 내용을 간략하게 살펴보았다. 이 책을 보면 그 내용은 얼마 안 되지만, 다양한 내용을 갖추고 있다.

첫째, 상징적 처방인 중화탕中和湯과 화기환和氣丸 그리고 심치治心·보양정신保養精神 등에서 건강한 신체는 건강한 마음에서 비롯된다는 것을 확실하게 강조하는 것으로서, 이러한 정신적 안정이 무병장수의 요체라는 것이다. 이러한 점이 조선 최고의 성리학자인 이황으로 하여금 이 책에 더 많은 관심을 갖게 한 것이 아니었나 생각된다.

둘째, 양생법인데 이것은 생활 속에서 지켜야 할 여러 가지 수칙이라 할 수 있는 것으로서 퇴계와 같이 엄격한 교육을 받고 높은 교양을 갖춘 사대부라면 큰 어려움없이 이를 행하는 과정에서 건강한 신체를 만들어 갈 수 있었을 것이다.

셋째, 도인법인데 여기에는 거병연수육자결去病延壽六字訣·사계양생가四季養生歌·주요 내장단련법主要內臟鍛鍊法 등이 포함되는 것으로서, 도인과 같은 직접적인 신체 운동이나 호흡운동을 통한 건강 증진법을 말하는 것으로서, 이황도 이러한 신체운동에 많은 관심이 있었던 것으로 알려지고 있다.

넷째, 보양음식인데 아무리 정신적인 힘이 중요하다고 하더라도 육체가 너무 약하면 아무 것도 할 수 없는 것이기 때문에 보양이 될 수 있는 음식을 섭취하여 정신적·육체적 운동을 뒷받침해야 한다는 것이다.

《活人心方》 상권의 내용을 이렇게 네 가지로 분류해 보았다. 이 책은 서문과 그림을 포함하여 모두 28쪽의 소책자이고 또 그것이 도가의 의서이지만, 그 안에는 이황과 같은 거유巨儒가 필사하여 이를 수련할 정도의 내용이 담겨 있는 책이었다. 따라서 퇴계는 이 책을 건강의 지침서로 삼아, 양생에 노력했기 때문에 병약했던 몸으로도 70까지 장수를 누릴 수 있었던 것이 아닌가 생각한다. 본래 구선臞仙의 《活人心》은 상·하 두 권으로 되어 있는데, 현재 남아 있는 퇴계의 《活人心方》은 상권 뿐이며, 그것도 맨 뒤에 있는 "산서면山薯麪" 다음의 녹갱鹿羹·우갱牛羹·호견糊犬·조증저두糟蒸猪肚가 들어 있는 5쪽은 필사를 하지 않은 채 끝나고 있다.

1550년(명종 5, 嘉靖 29) 경주에서 간행되어 현재 일본의 도서료圖書寮에 보관되어 있는 《活人心》은 상·하 두 권이 한 책으로 합본되어 있다[61]. 이로 보아 이황도 분명히 상·하 두 권이 합본되어 있던 책을 보았거나 또는 따로 분리되어 있던 책이라도 상·하권을 모두 보았을 터인데, 상권마저도 온전히 필사하지 않은 이유는 무엇일까? 그 이유는 두 가지로 생각해 볼 수가 있다. 하나는 상·하 모두를 필사하였으나 탈락되어 없어진 경우이고, 다른 하나는 처음부터 하권을 필사하지 않았다는 것이다.

지금까지 많은 학자들이 이 책을 검토하면서 하권이 탈락되어 없어진 경우만 생각하고, 그 점을 매우 안타깝게 생각하였던 것이 사실이다. 그러나 필자는 이황이 하권을 필사하지 않았을 가능성에 더 큰 비중을 두

61) 이진수 : 앞의 책, p. 276 참조.

고 싶다. 그것은 첫째, 퇴계가 이 책을 필사할 때 상·하 합해야 모두 74쪽밖에 안 되는 책을 필사한 뒤 일부러 분책을 했다고는 생각되지 않기 때문이다. 더구나 상권마저도 맨 뒷면은 산서면까지만 필사하고 나머지를 빈 칸으로 놔둔 채 끝나고 있는 것으로 보아 더욱 그러하다. 만약 모두를 필사했다면 상권 말미의 녹갱 등 나머지 약도 필사했어야 한다.

그러나 그것을 남겨둔 채 끝낸 것은 다른 이유가 있어서일 것으로 추측되는데, 그것은 아마도 다음의 둘째 이유 때문이 아닌가 한다. 그것은 단언할 수는 없지만, 하권이 모두 약방문으로 되어 있기 때문이라는 것이다.

즉 여기에는 〈玉笈二十六方〉과 〈加減靈秘十八方〉 등 모두 44개의 약방문이 기재되어 있다. 먼저 〈玉笈二十六方〉에는 至聖來復丹·歸神丹·玉樞丹·辟巽錠子·捉虎丹·還元丹·九仙奪命丹·精天下第一下部藥·玉靈丹·金鎖丹·靈寶丹·感應丹·玄靈散·天漿·玉關金鑰匙·青龍膽·一唉散·神功散·神靈丹·南極延生湯·丹房奇術不服藥自去水·四炒枳穀丸·濟陰丹·宋眞宗皇帝勅封續液膏·神授東華益算膏·五枝膏 등 26方이 있고, 〈加減靈秘十八方〉에는 防風通聖散·小續命湯·平胃散·理中湯·甘

桔湯·小柴胡湯·不換金正氣散·十神湯·生料五積散·二陳湯·參蘇散·香蘇散·經驗對金飮子·加減玄武湯·玉苓散·四君子湯·烏藥順氣散·四物湯 등 18方이 있다.

이러한 약방문은 治毒·風病·驚風·脚氣·夢精·泄瀉·腫氣·扁桃腺炎·蟲齒·心臟病·脫水症·眼疾·消化·惡瘡·痰厥·傷寒風症·頭痛·痰飮·癌疫·傷寒裏症·便秘 등 18方이 있다[62]. 이러한 약방문은 治毒·風病·驚風·脚氣·夢精·泄瀉·腫氣·扁桃腺炎·蟲齒·心臟病·脫水症·眼疾·消化·惡瘡·痰厥·傷寒風症·頭痛·痰飮·癌疫·傷寒裏症·便秘 등에 효력이 있는 것이라 하였다.

여기에는 이렇듯 많은 약이 수록되어 있지만, 이것은 방문과 약재만 있으면 의원이 아니더라도 약을 조제하여 복용할 수 있는 것이다. 그리고 이렇게 약을 조제하는 것은 "의학醫學"이 아니라 "의술醫術"로서 의원이 할 일이지 사대부가 할 일이 아니라고 생각했기 때문이었을 것이다.

그러나 그가 필사한 상권의 내용은, 병이 들기 전에 또는 질병을 예방하고 건강을 유지하는 차원에서 실시하는 정精·기氣·신神의 보양과 신체를 단련하는 도인과

---

62) 朱權:《臞仙 活人心》下卷, 〈玉笈二十六方〉 및 〈加減靈秘十八方〉 參照.

같은 신체운동이었기 때문에 유학자로서 이를 실천하는 것이 하나도 부끄러울 것이 없었지만, 하권은 병이 든 뒤에 의원이 하는 처방으로 생각했기 때문에 처방전을 제외시켰던 것으로 보인다. 이황을 포함하여 대부분이 유의라 할 수 있었던 조선의 성리학자들은 부모와 자신 그리고 가족의 건강을 위하여 의학의 이론에는 상당히 해박한 지식을 가지고 있었으나, 잡술이라고 천대했던 침구나 약의 처방과 같은 직접적인 시술은 하지 않았던 것이다.

이러한 생각은 뒤에 정조가 의서인 《壽民妙詮》을 편찬하면서 별편으로 정리했다고 한 처방전을 삭제하고, 기술적인 내용(醫方)은 강명길康命吉이 왕명을 받아 편찬한 《濟衆新編》으로 대신 시킨 것도[63] 그러한 맥락에서 이해되어야 할 것이다.

따라서 이황은 유학자로서 상권에 실려 있는 내용을 실천하는 데는 많은 노력을 경주하였으나, "의술醫術"에 해당되는 하권은 의원이 해야 할 일로 생각하고 필사할 때 이를 제외하였다고 생각된다. 유자儒者는 병이 들기 전에 또는 병이 들지 못하도록 미리 예방하는데

---

63) 金澔 : 正祖代 醫療 정책, 《韓國學報》 82輯, 一志社, 1996 봄, pp. 250~256 참조.

주력해야 하고, 의자醫者는 병든 사람을 치료하는 사람(技術人)이라는 고정관념이 당시 유학자들의 확고한 사상이었기 때문에 이러한 결과가 나타나게 되었다고 볼 수 있다. 의학을 중시하면서도 의원들의 "기술技術"을 천시했던 고집스런 조선시대 선비들의 편견이 만든 결과라 생각된다.

그러면 이황의 이 《活人心方》은 당시 선비 사회에서 어떻게 활용되었을까? 이황은 구선臞仙의 《活人心》의 상권을 그대로 필사하여 양생법을 삼았는데, 이 《活人心》은 호남과 영남 지역에서 몇 차례에 걸쳐 간행되었기 때문에[64], 양생에 관심이 많았던 선비 사회에 상당히 널리 보급되었을 것으로 생각된다. 이들에게 있어서 양생養生은 마음을 다스림으로써 길러지는 호연지기浩然之氣의 양성이었는데, 이 책의 상권에 들어있는 내용(中和湯·和氣丸·養生之法·治心)이야 말로 마음의 안정을 구함으로 인해 어떠한 약이나 특별한 운동 등을 하지 않고도 병을 예방하고 건강을 증진시킬 수 있다는 믿을 만한 것이었다.

그러나 이 《活人心》 또는 《活人心方》이 선비 사회에

64) 三木榮 : 《朝鮮醫書誌》, 大阪, 學術圖書刊行會, 1973, pp. 222~223 參照.

얼마나 보급되고 또 많이 활용되었는지는 잘 알 수 없다. 그런데 이황과 거의 같은 시대를 살았던 이문건李文楗의 일기에 선비들이 이 책을 활용하고 있는 사실을 일부나마 확인할 수 있다. 즉 이문건이 을사사화乙巳士禍로 성주星州에 유배되어 있던 1556년(명종 11, 嘉靖 35) 8월에

> 이희명李熙明이 《養老書》 두 책·《得效方》 한 책·《明醫活人心》 한 책·《直指脉》 한 책을 빌려 갔다[65].

고 하였는데, 이때 빌려간 《活人心》은 서명 앞에 〈明醫〉가 있는 것으로 보아 구선의 《活人心》으로 추정된다. 그리고 2년 후인 1558년 5월에는

> 이충경李忠慶이 와서 보았는데, 다음 날 경주로 돌아간다고 하였다. (이에)책 종이 6권을 영천永川과 경주에 나누어 보내서 《가례家禮》와 《活人心方》을 구하여 인쇄하도록 하였다[66].

고 하였는데, 이때 인쇄하도록 종이를 보낸 《活人心

---

65) 李文楗:《默齋日記》 嘉靖 35年(丙辰) 8月 25日(辛亥)條에, "李熙明借養老書二·得效方一·〈明醫〉 活人心一·直指脉一去"라 하였음.

66) 李文楗: 위의 책, 嘉靖 37年(戊午) 5月 11日(戊辰)條에, "李忠慶來見 明日還慶州以冊紙六卷分送永川·慶州等官 求印家禮及活人心方"이라 하였음.

方》도 이황이 필사한 것이 아니라, 명종 5년(1550, 嘉靖 29) 경주부慶州府에서 간행한 것으로 보인다[67]. 또 다음 달에는 (당시 詩人으로 이름이 있던)권응인權應仁이 와서 만났는데, 이때 권응인 편에 다른 물건과 함께 《活人心方》, 《醫眼方》 등을 보내왔으나 도중에 개천에 빠뜨려서 가져오지 못했다(이 날 비가 많이 왔음)고 한 것으로 보아[68], 이 《活人心(方)》은 가정嘉靖 20년(1541, 中宗 36) 순흥順興에서 안현安玹이 처음 간행하고, 1550년 경주부에서 간행한 이후 선비 사회에 상당히 널리 보급되었던 것으로 보인다. 특히 이 책은 다른 지역보다도 경상도와 전라도 지방에 더 많이 보급되었던 것으로 생각되는데, 그것은 《攷事撮要》의 〈八道冊版〉에 나주판·경주판·진주판 등이 있는 것으로 보아[69] 이를 짐작할 수 있다.

이황 이후 이 《活人心方》이 어떻게 또 얼마나 많이 선비 사회에 활용되었는지에 대하여는 자료의 부족으로 충분히 고찰할 수 없었다. 그러나 퇴계의 제자들이

67) 현재 日本에 남아 있는 《臞仙活人心法》은 上卷 28·下卷 44枚를 合本한 것으로서, 卷尾에 〈嘉靖庚戌歲(1550, 明宗 5)慶州府新刊〉이라 하였다(三木榮 : 《朝鮮醫書誌》, p. 222 참조).

68) 李文楗 : 위의 책, 嘉靖 37年(明宗 13, 1558) 6月 11日(丁亥)條에, "權應仁來見 傳士遇令公書問 秋來毋違來見云 送遺油墨十·扇五·又送活人心方·醫眼方等冊 溺于川水 不果持來云"이라 함.

69) 三木榮 : 앞의 책, pp. 222~223 참조.

스승의 학문만 계승하였으리라고는 생각하지 않는다. 그들은 병약한 스승이 70세까지 장수를 누리는 것을 직접 확인하였고, 그것이 이러한 양생서에 많은 영향을 받았으리라는 것을 누구보다도 잘 알고 있었을 것이다.

또 퇴계 자신도 제자들에게 이 책에 있는 양생법의 효능을 가르쳤을 것으로 생각한다. 따라서 퇴계 이후 영남학파를 형성한 학자들 중에는 이를 효과있게 활용한 사람들도 많이 있었을 것이 틀림없지만, 이를 확인할 자료가 없는 점이 아쉬운 일이라 하겠다. 그러나 당시의 선비들이 이를 어떻게 활용하였는지는 잘 알 수 없지만, 퇴계의 경우만 보더라도 이 《活人心方》은 지금의 우리에게도 정신적 그리고 육체적인 건강을 유지하는데 매우 유용한 지침서가 될 수 있을뿐만 아니라 선현들의 올곧은 정신을 이어 갈 수 있는 지도서라고 말할 수 있는 것이다.

活人心方

退溪先生遺墨

活人心序

1 昔在太昊之先軒岐未曾有太乙氏之王天下也
調燮鴻之烈薄滋味寡嗜慾而修長生久視之道
其修養之法已有矣有巢氏摶生咀華以和氣血藥
餌之說已有矣陰康氏時水瀆陰凝民疾重膇乃制
舞以疏氣血導引之術已有矣故人無夭傷太朴既
散民多疾厄厥後軒轅氏作岐伯氏出而有醫藥之
方行焉故聖人治於未病之先醫家治於已病之後治
於未病之先者曰治心曰修養治於已病之後者曰藥餌
曰砭焫雖治之法有二而病之源則一未必不由因心而生
也老子曰心為神主動靜從心心為禍本心為道宗靜

2 則心君泰然百脉寧謐動則血氣昏亂百病相攻是以
性靜則情逸心動則神疲守真則志滿逐物則意移
意移則神馳、、則氣散、、則病生、、則殞矣雖常
俗之語最合於道妙今述其二家之說自成一家新話
編為上下二卷目之曰活人心謂常存救人之心欲全人
之生同歸於壽域也豈小補哉然世之醫書各家所編
者何暇千本紛然雜具徒多無補但此書方雖不多皆能
奪命於懸絶雖曰命莫之神也凡為醫者而能察其
受病之源而用之止此書一醫道足矣人能行其修養
之術而用之止此一書僊道成矣何況不壽乎士之於
世不可缺焉

3

活人心上

玄洲道人涵虛子編

臞仙曰古之神聖之醫而能療人之心預使不致於有疾今
之醫者惟知療人之疾而不知療人之心是由捨本逐末不
窮其源而攻其流欲求疾愈不亦愚乎雖一時僥倖而安
之此則世俗之庸醫不足取也殊不知病由心生業由心作蓋
陰有鬼神陽有天理報復之機鮮無不驗故有天刑之疾
有自戕之疾其天刑之疾也五體不具生而隱宫者生而瘖
瘂盲聵者因跌撲而手足折者有生人（人恐當作而）面瘡贅疣疾者凡
傳染一切瘵疫之證是也蓋因夙世今生積惡過多天地譴
之故致斯疾此亦業原於心也其自戕之疾者調養失宜風
寒暑濕之所感酒色財氣之所傷七情六慾生於內陰陽

4

二氣攻於外是謂病生於心害攻於體也今只以人之易
知易見者論之且曰人心思火久而體熱人心思水久而體
寒悚則髮豎驚則汗瀝懼則肉戰愧則面赤悲則淚出慌
則心跳氣則麻痹言酸則垂涎言臭則吐唾言喜則笑
言哀則哭笑則貌妍哭則貌媸又若日間有所見夜則魂
夢有所思夜則詰語夢交合則精泄或若驚悸氣怒而
成疾者則發狂裸體踰垣上屋呼神見鬼歌舞哭笑此皆
因心而生也太白真人曰欲治其疾先治其心必正其心然後資
於道使病者盡去心中疑慮思想一切妄念一切不平一切
人我悔悟平生所為過惡便當放下身心以我之天而合所
事之天久之遂凝於神則自然心君泰寧性地平和知世
間萬事皆是空虛終日營為皆是妄想知我身皆是

虛幻禍福皆是無有生死皆是一夢慨然領悟頓然解釋 5
心地自然清淨疾病自然安痊能如是藥未到口病已忘矣
此真人以道治心療病之大法也蓋真人之教也本於天地立
心爲生民立命惟心與天一理之所得者獨明而能開人心之
迷惟其心與地一水之所汲者獨靈而能滌人心之陋故以一
杯之水而能療醫所不治之疾罔不瘳者室中水之靈寶資
於道之用也苟非其人則以予爲妄誕老子曰吾言甚易知
甚易行天下莫能知莫能行是以知我者希則我者貴又曰
上士聞道勤而行之中士聞道若存若亡下士聞道大笑之
不笑不足以爲道內觀經曰知道易信道難信道易行道
難行道易得道難得道易守道難守而不失乃可長
生

中和湯 6
專治醫所不療一切之疾服之保固元氣邪氣不侵
萬病不生可以久安長世而無憾也

思無邪　行好事　莫欺心　行方便　守本分
莫嫉妬　除狡詐　務誠實　順天道　知命限
清心　寡慾　忍耐　柔順　謙和
知足　廉謹　存仁　節儉　處中
戒殺　戒怒　戒暴　戒貪　愼篤
知機　保愛　恬退　守靜　陰隲

右三十味㕮咀爲末用心火一斤腎水二椀慢火煎
至五分連柤不拘時候溫服

和氣丸

7 心上有刃君子以含容成德
川下有火小人以忿怒殞身

忍

專治大人小兒一切氣蠱氣脹咽喉氣塞胸膈氣悶肚腹氣滿遍身麻痺咬唇切齒瞋目握拳面紅耳赤忽若火燎已上醫所不療之氣並皆治之每服一丸用不語唾嚥下

太白真人曰世人誦經皆欲求福免災往、口與心違徒誦何補是求其外而不求其內也若使念經有益道士盡成仙和尚盡成佛矣予有三部經只六箇字經文雖簡而功德甚大但要玉心奉行或人來問余曰一字經忍字是也二字經方便是也三字經依本分是也這三部經不在大藏只在靈
8 臺方寸中人々皆有不問賢愚不問識字不識字皆可誦若人能志心受持病亦不生災亦無有自然獲福若不存甚身必在子孫矣

養生之法

脾好音樂夜食多則脾不磨周禮曰樂以侑食蓋脾好音聲絲竹耳纔聞脾即磨矣是以音聲皆出於脾而夏月夜短晚飯少喫尤宜忌之恐難消化故也

酒雖可以陶情性通血脉自然招風敗腎爛腸腐脇莫過於此飽食之後尤宜忌之飲酒不宜麤及速恐傷破肺々為五臟之華蓋尤不可傷當酒未醒大渴之際不可喫水及啜茶多被酒引入腎臟為停毒之水遂令腰脚重墜膀胱冷痛兼水腫消渴攣躄之疾大抵茶之為物四時皆不可多喫令人下焦

虛冷惟飽食後喫一兩盞不妨蓋能消食故也飢則尤宜忌之 9
凡坐卧處始覺有風宜速避之不可強忍且年老之人體竭
內疎風邪易入始初不覺久乃損人故雖暑中不可當風取涼
醉後操扇昔有人學得壽之道於彭祖而苦患頭風彭祖視
其寢處有穴當其腦戶遂令塞之後遂無患
五味稍薄令人爽神稍多隨其臟腑各有損傷故酸多傷脾
辛多傷肝鹹多傷心苦多傷肺甘多傷腎此乃五行自然之
理初傷不覺久乃成患不淺
久視傷心損血久坐傷脾損肉久卧傷肺損氣久行傷肝損筋久
立傷腎損骨孔子所謂居必遷坐以是故也
人之勞倦有生於無端不必持重執輕仡仡終日惟是閑人多生
此病蓋閑樂之人不多運動氣力飽食坐卧經脉不通血脉

凝滯使然也是以貴人貌樂而心勞賤人心閑而貌苦貴人嗜慾 10
或不時或昧於忌犯飲食珍饈便乃寢卧故常須用力但
不至疲極所貴榮衛通流血脉調暢譬如戶(流水)樞不腐戶樞不蠹
也
卧宜側身屈膝益人心氣覺宜舒展則精神不散蓋舒卧
則招魘引魅孔子寢不尸蓋謂是歟
髮多梳則去風明目故道家晨梳常以百二十為數浴多則損
心腹令人倦怠
寢不言者為五臟如鐘磬然不懸則不可發聲睡留燈燭令人神不安
夏一季是人脫精神之時心旺腎衰腎化為水至秋乃凝及冬
始堅尤宜保惜故夏月不問老少悉喫暖物至秋即不患霍亂
吐瀉腹中常暖者諸疾自然不生蓋血氣壯盛也

11
月令仲夏之月君子齋戒處必揜身毋躁止聲色毋暴怒薄
滋味保鼓和禁嗜慾定心氣
雖盛暑衝熱若以冷水洗面手即令人五臟乾枯少津液沉沐
浴手凡椀冷物大損人目
茄性玉冷菜瓜雖治氣又能瞎人耳目驢馬食之即日眼爛此
等之物大抵四時皆不可食不獨夏季老人尤宜忌之
冬月天地閉血氣藏縱有病亦不宜出汗
昔有三人冒霧早行一人空腹一人食粥一人飲酒空腹者死
食粥者病飲酒者健蓋酒能禦霜露辟邪氣故也路中包
飄風震雷晦冥宜入室避之不爾損人當時未覺久則成患
春夏宜早起秋冬任晏眠晏忌日出後早忌雞鳴前
水之在口曰華池亦曰玉泉水黃庭經曰玉泉清水灌靈根子若

12
修之命長存
胎息論曰凡服食須半夜子後床上瞑目盤坐面東呵出腹內舊
氣三兩口然後停息便於鼻內微納清氣數口舌下有二穴
通腎竅用舌拄上腭存息少時津液自出灌漱滿口徐徐
嚥下自然灌注五臟此為氣歸丹田矣如子後丑前不及但
寅前為之亦可臥中為之亦可但枕不甚高可也
漢蒯京年百二十歲日甚壯言朝朝服食玉泉扣齒二七名
曰鍊精
後漢王真常嚥舌下玉泉嚥之謂之胎息孫真人曰髮宜多
櫛手宜在面齒宜數扣津宜常嚥氣宜精鍊此五者即黃庭
經所謂子欲不死修崑崙耳
熱摩心心熨兩眼每二七遍使人眼目自然無障翳明目去風

無出於此亦能補腎氣也頻拭額上謂之修天庭連髮際二 13
七遍面上自然光澤如有黑點者宜頻拭之又以中指於鼻
梁兩邊揩二三十數令表裏俱熱所謂灌溉中嶽以潤於
肺以手磨耳輪不拘遍數所謂修其城郭以補腎氣以防聾
聵也

大凡人坐常以兩手按脞左右扭肩數十則血氣通暢不生諸疾

古人以色慾之事譬之湊蓋盛湯羽苞畜火可不慎乎

治心

臞仙曰心者神明之舍中虛不過徑寸而神明居焉事物之滑如理亂棼如涉驚浪或怵惕或懲創或喜怒或思慮一日之間一時之頃徑寸之地炎如火矣故神弗留則蠹明弗留則耗休之焉常與道謀而自不覺或曰謹於爲善若嗜慾一萌即不善
14 也歸而勿納是與良心競也必有忿懥之心起而與我敵以我矜願之善撓彼忿懥之心何爲不鬪鬪不止而害生矣凡七情六慾之生於心皆然故曰心靜可以通乎神明事未至而先知是不出戶知天下不窺牖見天道也蓋心如水之不撓久而澄清洞見其底是謂靈明宜乎靜可以固元氣則萬病不生故能長久若一念既萌神馳於外氣散於內血隨氣行榮胃昏亂百病相攻皆因心而生也大槩怡養天君疾病不作此治心之法也

導引法

閉目冥心坐（冥心盤趺而坐）握固靜思神叩齒三十六兩手抱崑崙（又兩手向項後數九息勿令耳聞自此以後出入息皆不可使耳聞）左右鳴天鼓二十四度聞（移兩手心掩兩耳先以第二指壓中指彈擊腦後左右各二十四次）微擺撼天柱（搖頭左右顧肩膊隨動二十四先須握固）赤龍攪水渾（赤龍者舌也以舌攪口齒并左右頰待津液生而嚥）漱津三十六（一云鼓漱）神水滿口勻一口分

三嚥（所漱津液分作三口 作汩汩聲而嚥之）龍行虎自奔（津為龍 氣為虎）閉氣搓手熱（以鼻引清氣閉之少頃 搓手令極熱 鼻中徐徐乃放氣出）背摩後精門（精門者腰後外腎也 合手心摩畢 收手握固）盡此一口氣（再閉氣也）想火燒臍輪（閉口鼻之氣 想用心火下燒丹田 覺熱極即用後法）左右轆轤轉（俯首擺撼兩肩三十六 想火自丹田透雙關入腦戶 鼻引清氣閉少頃間）兩脚放舒伸（放直兩脚）叉手雙虛托（叉手相交向上托空三次或九次）低頭攀足頻（以兩手向前攀脚心十三次 乃收足端坐）以候逆水上（候口中津液生 如未生再用急攪取水同前法）再漱再吞津 如此三度畢 神水九次吞（謂再漱三十六 如前一口分三嚥 乃為九也）嚥下汩汩響 百脈自調勻 河車搬運訖（擺肩并身二十四及前轆轤二十四次）發火遍燒身（想丹田火自下而上遍燒身體 想時口及鼻皆閉氣少頃）邪魔不敢近 夢寐不能昏 寒暑不能入 災病不能迍 子後午前作 造化合乾坤 循環次第轉 八卦是良因 15

訣曰 其法於甲子日 夜半子時起首 行時口中不得出氣 唯鼻中微放清氣 每日子後午前各行一次 或晝夜共行三次 久而自知 蠲除疾疫 漸覺身輕 若能勤苦不怠 則仙道不遠矣 16

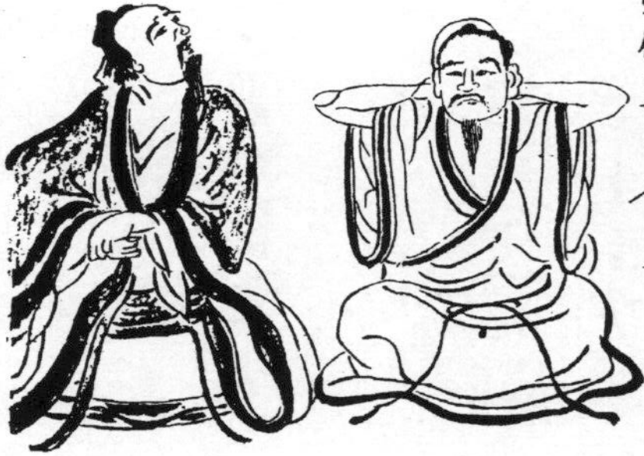

叩齒集神三十六 兩手抱崑崙 雙手擊天鼓二十四

左右手搖天柱各二十四

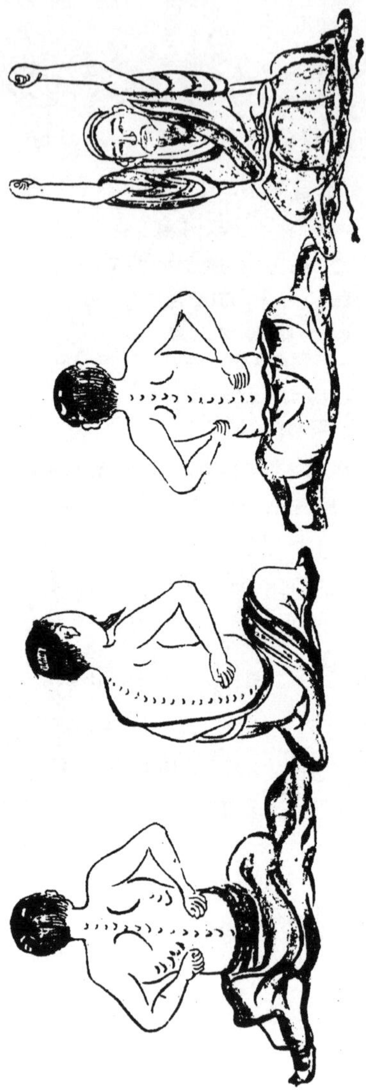

左右舌攪上腭三
十六漱三十六分
作三口如硬物嚥
之然後言得行火

兩手摩腎堂三
十六以數多更妙

18

左右單關轆轤
各三十六

雙關轆轤三十
六

17

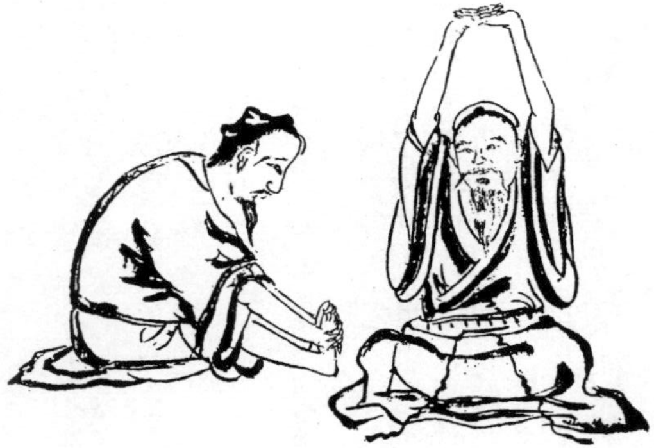

19
兩手相搓當呵五
呵後叉手托天拄
頂各九次

20
以兩手如鈎向前
攀雙脚心十二
再收足端坐

去病延壽六字訣 其法以口吐鼻取

總訣

肝若噓時目爭精　肺知呬氣手雙擎
心呵頂上連叉手　腎吹抱取膝頭平
脾病呼時須撮口　三焦客熱卧嘻嘻

吹腎氣
腎爲水病主生門　有疾尫羸氣色昏
眉蹙耳鳴兼黑瘦　吹之邪妄立逃奔

呵心氣
心源煩燥急須呵　此法通神更莫過
喉内口瘡并熱痛　依之日下便安和

噓肝氣

·취 ·회 ·허

스

呬 肺氣

呬呬數多作生涎　胸膈煩滿上焦痰
若有肺病急須呬　用之日下自安然

호

呼 脾氣

脾宮屬土號太倉　有痰難教盡擇方
瀉痢腸鳴并吐水　急調呼字次丹成

히

嘻 三焦

三焦有病急須嘻　古聖留言最上醫
若或通知去壅塞　不因此法更何如

四季養生歌

春噓明目木扶肝　夏至呵心火自閑
秋呬定收金肺潤　腎吹惟要坎中安
三焦嘻却除煩熱　四季長呼脾化食
切忌出聲聞口耳　其功尤勝保神丹 22

心

可正坐以兩手作拳用力左右互相築各六度又可正坐以一手按腕上一手向下拓空如重石又以兩手相叉以脚踏手中各五六度能去心胸間風邪諸疾閉氣爲之良久閉目三嚥三叩齒而止

肝

可正坐以手兩相重按髀下徐緩身左右各三五度又可正坐兩手拽相叉飜覆向胸三五度此能去肝家積聚風邪毒氣餘如上

23

膽

可平坐令兩脚掌昂頭以兩手挽脚腕起搖動為之三五度亦可大坐以兩手拓地舉身努腰脊三五度能去腎家之風邪毒氣

脾

可大坐伸一脚屈一脚以兩手向後反掣各三五度亦可跪坐以兩手拒地回顧用力虎視各三五度能去脾藏積聚風邪喜食

肺

可正坐以兩手據地縮身曲脊向上三舉去肺家風邪積勞亦可反拳搥脊上左右各三五度此法去胸臆間風毒閉氣為之良久閉目嚥液三叩齒為上

腎

可正坐以兩手上從耳左右引脇三五度亦可及手著(着有作太)凍拋射左右同緩身三五度亦可以足前後踰左右各十數度能去 24

腰腎膀胱間風邪積聚修如上法

凡欲修養須淨室焚香順溫涼之宜明燥濕之異每夜半後生氣時或五更睡覺先呵出腹內濁氣或一九止或五六止定心閉目叩齒三十六通以集心神然後以大拇指背拭目大小九遍兼按鼻左右七遍以兩手摩令極熱閉口鼻氣然後摩面不以遍數為真人起居法次以舌拄上腭漱口中內外津液滿口作三嚥下之令入胃存胃神承之如此者三作是三度九嚥庶得深溉五臟光澤面目極有力不可輕也

保養精神

精者神之本氣者神之主形者神之宅也故神太用則歇精太用則竭氣太勞則絕是以人之生者神也形之托者氣也

若氣衰則形耗而欲長生者未之聞也夫有者因無而生焉形 25
須神而立焉有者無之館形者神之宅也倘不全宅而安生修身
以養神則不免於氣散歸空遊魂為變方之於燭燭盡則火不
居壁壁之於堤堤壞則水不存矣身勞則神散氣勞則命終形
瘦則神斃斃則精靈遊矣遊者無返期既於若無生理故魂
者陽也魄者陰也神能服氣形能食味氣清則神爽形勞則氣
濁服氣者千百不死故身飛於天食穀者千百皆死故形歸於
地人之死也故形歸於地魂飛於天魄落於泉水火分散各歸
本源生則同體死則相捐飛沉各異稟之自然行者譬之一根
之木以火焚之烟則上升灰則下沉亦自然之理也夫神明者生
化之本精氣者萬物之體全其形則生養其精氣則性命長存矣

補養飲食

栢湯

栢味苦微溫主吐血衄血痢血崩血久服輕身益氣耐寒暑去濕 26
止飢採取嫩葉線繫垂挂一大甕中紙糊其口經月視之如未乾更
閉之至乾取為末如不用甕只密室中亦可但不及甕中者青翠若
見風則黃矣此湯可以代茶夜話飲之尤醒睡飲茶多則傷人耗精
氣害脾胃栢湯甚有益尤助幽尚如太苦則加少山芋尤妙

薯蕷酒

薯蕷即山藥一名山芋味甘溫無毒補虛勞羸瘦充五臟煩熱強
陰久服耳目聰明輕身不飢延年山薯蒸熟去皮一斤酥三兩同
研丸如雞子大投沸酒中一枚用酒半升薯山生者佳取曝十餘
日皮皺可用之書云薯涼補於狗大有益於補養

地黃酒

地黃味甘苦涼無毒久服輕身不老一名地髓補五臟内傷不足通 27
血脉益氣力利耳目每米一斗用生地黃三斤同蒸用白麯拌之
候熟任意用之大能和血住顔

戊戌酒

每糯米三斗蒸熟用犬一隻煮一伏時候極爛擣爲泥連汁與飯
同拌要勻方下白麯候熟但空心只飲一盃勝飲常酒一瓶極能
補養元氣老人飲之尤佳 然酒本能和血痛飲不過三杯多則傷五臟亂性發狂尤宜忌之

乳粥

牛乳味甘無毒生微寒熟補虛羸止煩渴除風熱潤皮膚養心肺解
諸熱風毒用黃牛乳水牛不用凡煮粥半熟去米湯下牛乳代米湯
煮之候熟挹置椀中每椀下真酥半兩置粥上鎔如油遍覆粥
上食時旋攪甘美無比大助元氣

取山藷去皮薄切日中曝乾簸中挼爲粉篩如常麪食之 28
加酥蜜爲醇麪尤精

先祖遺墨甚多而
著畫本則絶無
惟此卷人物圖
在焉非凡手倩
写子孫當知此
寶守　志淳謹書

조선시대 사대부의 건강요법

-《活人心方》을 중심으로-

인 쇄 2015년 4월 25일
발 행 2015년 5월 1일

저 자 廣 岩
발행인 孫光春
발행처 圖書出版 修 書 院
서울특별시 성북구 삼선교로 2길 7-3
(삼선동1가 15-2)
TEL. 765-0924~5, FAX. 765-0927
E-mail suseowon@hanmail.net
등 록 1971.12.9. No.2-282
ISBN 978-89-6798-024-5

〈정가 10,000원〉